訪問看護BCP研究会：編

リソース中心に考える！ つくれる！ 使える！

訪問看護事業所の BCP

事業継続計画

日本看護協会出版会

執筆者一覧

● **編集**

訪問看護 BCP 研究会

● **執筆**（執筆順）

石田千絵	日本赤十字看護大学大学院看護学研究科 教授
金坂宇将	ケアプロ株式会社在宅医療事業部 事業部長
	ケアプロ訪問看護ステーション東京 管理者
岡田理沙	ケアプロ株式会社在宅医療事業部 クオリティマネジメント部門 部門長
菅野太郎	東京大学大学院工学系研究科システム創成学専攻 准教授
酒井美知子	株式会社 メディカル・ハンプ訪問看護ステーション 管理者
小暮和歌子	東京ふれあい医療生活協同組合 ふれあい訪問看護ステーション 所長
宮田乃有	医療法人社団恵仁会 なごみ訪問看護ステーション 副所長
青島律子	川根本町訪問看護ステーション 管理者
下田智梓	株式会社シーディエム 代表取締役　訪問看護ステーションはな 所長
岡野寿乃	株式会社シーディエム 訪問看護ステーションはな 副所長
井口　理	日本赤十字看護大学大学院看護学研究科 准教授

● **執筆協力**（五十音順）

木村浩美	社会医療法人寿量会ホームケアサポートセンター 副センター長
	熊本県訪問看護ステーション連絡協議会 理事兼管理者代表
服部絵美	株式会社ケアーズ 白十字訪問看護ステーション 所長
真間あけみ	一般社団法人 平塚市医師会訪問看護ステーション 所長

まえがき

　BCP（Business Continuity Plan）とは「事業継続計画」あるいは「業務継続計画」とも訳され、内閣府では「危機的事象の対応計画」と定義し、「特定の発生事象（インシデント）による被害想定」を前提に、「被災後に、重要業務の目標復旧時間、目標復旧レベルを実現するために実施する戦略・対策、あるいはその選択肢、対応体制、対応手順等」を含むものとしています（「事業継続ガイドライン―あらゆる危機的事象を乗り越えるための戦略と対応―」2013〔平成 25〕年 8 月改定）。

　2001（平成 13）年にアメリカで起きた同時多発テロや 2011（平成 23）年の東日本大震災等を契機に、主に企業分野で BCP を策定することの重要性が浸透し、災害時医療の要となる災害拠点病院等での BCP 策定も強化されてきました。訪問看護事業所においても、感染症や災害時の対応力強化が図られることとなり、非常時でも「業務」である利用者への訪問看護を提供し続けることを可能にし、事業所として「事業」を継続することで、地域医療にも貢献することが必要です。

　そのような中、厚生労働省令「指定居宅サービス等の事業の人員、設備及び運営に関する基準」（2021〔令和 3〕年 1 月）および「指定訪問看護の事業の人員及び運営に関する基準」2022〔令和 4〕年 3 月）がそれぞれ改正され、感染症や災害が発生した場合であっても、必要なサービスを継続的に提供できる体制の構築を目指し、すべての介護サービス事業者が、業務継続に向けた計画等の策定、研修の実施、訓練（シミュレーション）の実施等を 2024（令和 6）年 3 月 31 日までに計画・実施するように義務づけられたのです。

　すでに国内の大企業・中小企業のほか、災害拠点病院等でも BCP 策定の実績があり、ガイドラインやマニュアルも整備されてはいるものの、誰もが簡単に BCP 策定や研修の実施を進められる状況にあるとは言えません。また、訪問看護事業所ならではの特徴により、特有の BCP の要素があると考えられました。

　そこで、私たちは 2016（平成 28）年に「訪問看護 BCP 研究会」を立ち上げ、新たな手法として、BCP に必要な「ヒト・モノ・カネ・情報」といったリソース（資源）に注目し、訪問看護事業所における BCP の要素の抽出や BCP 策定の実態調査等を行ってきました。リソースを中心とした BCP では、災害等によりリソースが不足した状態

で業務の継続ができないこと自体を問題と捉えます。逆に言えば、被災をしてもリソースが充足した状態であれば業務の継続は可能と考え、一度作成すると他の事象に対しても応用が利きます。

　本書では、このリソースを中心とした BCP の考え方を取り入れ、段階を踏みながら策定できるように工夫されたワークシートによる BCP の作成方法の詳細と、その方法で実際に BCP を作成した事業所の事例をメインに構成し、わかりやすく解説しています。また基礎知識として、地域における大規模自然災害・パンデミック対策や訪問看護事業所ならではの BCP の特徴および課題などについての概説も加えています。

　なお、BCP は一度策定してもそれで終わりではなく、さまざまな災害等が起きるたびに見直して訓練を重ねて更新し、想定外の事象への対応力を養い、他機関や地域との連携を通して地域力を高めていく必要があります。そこで本書には、大規模自然災害やパンデミックを経験した訪問看護事業所の実践例をもとに、BCP や BCM に必要な視点を考察する章も設け、他機関や地域との連携がもたらすメリットを言語化したうえで、BCP の策定や見直し、また研修の企画などにも応用できるようになっています。

　これから BCP の策定を検討されている事業所はもちろん、すでに策定済みで BCP を運用されている事業所においても、今一度、リソースを中心とした観点から、本書を自施設の対策や BCP の見直し等に広く活用していただき、自然災害やパンデミックに対する事業所の体制整備や対応力向上に少しでも役立てていただければ幸いです。

2022 年 5 月

編者を代表して　**石田千絵**

も く じ

6章 BCP で考察する実践例 ·· 111

1章

訪問看護事業所における BCP の現状と課題

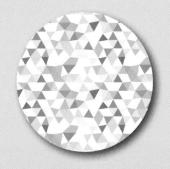

1

地域における大規模自然災害・パンデミック対策

大規模な自然災害やパンデミック等への対策では、内閣府や都道府県知事がリーダーシップをとり、保健所が主体となって住民の健康の危機管理を担うことになっています。

1 大規模自然災害対策

1 わが国における災害対策

わが国における災害対策の3本柱は、①医療：医療救護体制の構築と医療サービス体制の復旧、②対人：保健予防活動、③対物：生活環境衛生対策と生活環境上の健康リスク軽減です。国は、2011年の東日本大震災以降も、「防ぎえた災害死」に対する医療の取り組みとして、災害拠点病院やDMAT（災害派遣医療チーム）、EMIS（広域災害救急医療情報システム）等を整備してきました。また、「2次健康被害の最小化」のために、居宅や避難所・福祉避難所の設置と心身の健康管理や生活不活発病（廃用性症候群）の予防や、DPAT（災害派遣精神医療チーム）等を都道府県および政令指定都市が組織・整備する仕組みをつくってきました。

2 災害看護の基本

私たちが災害対策を講じる際、このような行政の仕組みのほか、「災害サイクルに応じた看護活動」「災害時要配慮者への支援」「心のケア」等を基本的知識として理解しておくとよいと思います。

● 災害サイクルに応じた看護活動

発災直後、3日以内、1週間以内、数カ月以内、3年以内、それ以降というように、発災後の時間の経過によって、被災者の医療・看護ニーズが異なるために用いられる枠組みです。時間軸ごとの区分は、フェーズ0〜5、超急性期・急性期・復旧期・復興期・準備期・復興支援期等、名称や区分もさまざまですが、時系列に応じた活動としてはおおむね同じ意味合いで用いられています。そして、フェーズ5や準備期、復興支援期は、被災経験を次の災害に活かすための活動であり、災害対応におけるPDCAサイクルを回していることから、

「災害サイクル」という言葉が用いられています。

● 災害時要配慮者への支援

　災害時に特別な配慮が必要な人々（乳幼児、高齢者、障害者、患者、在宅療養者、妊産婦等）は、「災害時要配慮者」と呼ばれ、そのうち、避難行動で支援が必要な人々は、「避難行動要支援者」と呼ばれています。「災害時要配慮者」や「避難行動要支援者」は、災害直接死や災害関連死のリスクが一般の人と比べると高く、特別な配慮や支援が必要な人々です。1995年の阪神・淡路大震災後に、国は「助けられた災害死」について検証し、災害時に配慮が必要な人々の存在を見出しました。そして、これらの人々を避難行動要支援者名簿に載せ、個別支援計画を立てる等の対策を推進してきました。

● 災害時の在宅療養者

　訪問看護事業所の対象となる在宅療養者のすべては「災害時要配慮者」であり、その一部の人々は「避難行動要支援者」です。訪問看護が対象としている在宅療養者は、介護保険での訪問が約8割で高齢者が多いものの、0歳から100歳を超える人々という広範囲が対象であり、身体障害、精神障害、難病、看取り、認知症等、疾患や症状も多岐にわたります。さらに、小児の難病や神経難病による呼吸器装着者等、在宅医療依存度の高い療養児（者）も訪問看護の対象であり、特別な災害対策が必要となります。

● 配慮のポイント

　訪問看護の対象である家族が高齢であったり、心身の問題を抱えていたりすることもあります。独居高齢者や日中独居となる高齢者も増えており、災害時に家族がいないことも想定する必要があります。災害時にヘルパー等のサービス提供者が入れなくなることも想定しないとなりません。

　このように、療養者ごとに災害時のシミュレーションをして、ケアマネジャーらと平時の療養支援のなかで個別支援計画を立てていく必要があります。その際、難病で人工呼吸器を装着している療養者には、保健所保健師が個別支援計画を立てていることも多いため、行政や病院等と災害直後のシミュレーションを共有しておく必要があります。

2　パンデミック対策

1　COVID-19への対応と課題

　2019年に発見されたCOVID-19（新型コロナウイルス感染症）は、

1918 年から 1920 年にかけて世界的に流行したスペイン風邪（別名スペインインフルエンザ）以来となる大規模なパンデミックです。スペイン風邪はH1N1 型のインフルエンザであり、当時の世界人口約 18 億人の 25〜30%である約 5 億人が感染し約 4000 万人が死亡したとされ、日本でも約 2300万人が感染し約 38 万人が死亡したと言われています[1]。

　COVID-19 は、コロナウイルス感染症の一種であり、2020 年から 2022年 1 月にかけて 6 回のピークを迎えつつも、未だにパンデミックの渦中でもあります。健康危機管理のために国は COVID-19 を感染症第 2 類に認定し、都道府県知事、保健所がリーダーシップをとりながら、感染症の拡大予防や治癒のために奔走しています。

　COVID-19 で問題となるのは、感染対応でより配慮が必要な重症患者がベッドの多くを占めることで、新たな重症患者に対応しきれなくなり、本来であれば救うことができた重症患者の命を救えなくなったり、感染症以外の患者への対応が困難になったりすることです。そこで、どのような人々が重症化しやすいのか、どうすれば予防できるのかといった重症化リスクを踏まえた予防や、重症患者の肺炎管理をはじめとする生命維持管理、患者受け入れと生命維持・医療管理のためのマンパワー確保やベッド管理等について国や都道府県知事が対応しています。第 2 波における重症化リスクの分析では、「男性、年齢上昇、糖尿病、脂質異常症、高尿酸血症、慢性肺疾患」が重症化と関係するとされ、高齢者と生活習慣病に関わる基礎疾患をもつ人が重症化と死亡においてリスクが高いことが明らかにされました[2]。

2 国の対策の概要

　国は、2020（令和 2）年 4 月 7 日の「新型コロナウイルス感染症緊急経済対策（厚生労働省施策関係概要）」の中で、「国民の生命を守るため、感染拡大の防止に取り組むとともに、医療提供体制、福祉サービスの確保等に最優先で取組み、最前線で奮闘する医療、福祉の現場を全力で支える」「新型コロナウイルス感染症の雇用・国民生活への影響を最小限にとどめるべく、これまでにない雇用の維持、生活の支援、資金繰り支援等を行い、感染収束後の反転・攻勢に備える」という方針を掲げ、「感染拡大防止策と医療提供体制の整備及び治療薬の開発」「雇用の維持と事業の継続」「強靭な経済構造の構築」という 3つの対策を提示しました[3]。

　そして、2021（令和 3）年末、新型コロナウイルス感染症対策分科会では「国民のワクチン接種率が 70% を超え、医療提供体制の強化や治療薬の開発が進んできたことで、新規陽性者数の中でも軽症者の割合が多くなり、重症者としての入院病床の利用も半分以下に減少」といった現状を受け、新型コロナウイルス感染症との向き合い方についても、「医療逼迫が生じない水準に感染を抑

えることで、日常生活の制限を段階的に緩和し、教育や日常生活、社会経済活動の回復を促進すべき」という考え方に変化してきたとしています。一方で、「地域の状況を個別に見ると新規陽性者数と医療逼迫との関係は都道府県によって大きく異なり、新規陽性者数の目安を全国一律には設定できない状況になってきており、各都道府県が、各地域の感染の状況や医療逼迫の状況を評価し、必要な対策を遅滞なく講じる必要が出てきた」とも指摘しています。そこで、安定的に一般医療が確保され、新型コロナウイルス感染症に対応可能な医療体制の維持のために、「ワクチン接種率の更なる向上及び追加接種の実施」「医療提供体制の強化」「総合的な感染対策の継続」を引き続き基本としつつ、各都道府県における医療のひっ迫状況に応じた対応をすることとなりました[4]。

　このように、ワクチンなどの感染症予防や医療提供体制の整備状況や全国における罹患率等の疫学調査結果、雇用状況や経済活動状況をもとに、国民の健康危機を守りつつ健やかな暮らしを維持できるような対策を講じています。

3 訪問看護対象者の特徴と感染管理

　訪問看護の対象となる療養者とその家族は、高齢者が多く、生活習慣病等の基礎疾患に加えて、精神疾患や麻痺等の身体の問題、抗がん剤治療やがん末期による免疫力の低下等、複数の問題を抱えているため感染症の予防行動を取りにくく、罹患しやすいという、感染症に対して脆弱な人々であり、訪問時に特別な配慮が必要な人々であるといえます。

　そこで、平時の暮らしへの配慮をしつつ、換気や感染症予防におけるスタンダードプリコーションの原理原則に基づいたケアを行います。

　具体的には、免疫力が低下している療養者を先に訪問した後に感染症リスクの高い療養者を訪問したり、感染症に罹患している療養者は最後に訪問したりと、訪問の順番についても配慮します。

　飛沫感染や空気感染を原因とするパンデミックを引き起こす感染力の高いウイルスが蔓延している場合は、訪問看護師だけでなく、療養者とその家族にも訪問時はマスクの着用が必要です。感染症に罹患しているリスクが高い療養者宅での対応等、私たちが罹患しない、持ち出さない、媒介とならないためにも、原理原則に基づいた感染対応を行います。

　このように、スタンダードプリコーションを基本としながら、パンデミックに関わる国内外の情報を収集し、保健所や病院、かかりつけ医らと協働して対策を検討していくことが大切です。

2

地域包括ケアシステムにおける訪問看護事業所の災害・パンデミック対策

1 訪問看護の位置づけと機能

　　　超高齢社会となったわが国では、在宅療養者とその家族等、すべての高齢者が30分以内に必要な保健・医療・福祉のサービスを受けることができる仕組みとして、地域包括ケアシステムの構築を目指しています。

　　　図1-1では、「介護」に訪問看護が位置づけられていますが、訪問看護師は医療従事者であり、「医療」に基づいた看護を提供しています。医療保険による訪問看護に比べ、介護保険による訪問看護が多いため、地域包括ケアシステムにおいては「介護」に位置づけられていると考えられますが、結果的に「医療・看護」と「介護・福祉」の双方に関連する役割を担っています。

　　　平時の業務でも、介護保険のマネジメントを担うケアマネジャーとの連携は深く、居宅介護支援事業所を併設している訪問看護事業所やケアマネジャーの資格を持つ訪問看護師も一定数存在しています。訪問看護事業所の看護師は、事業の運営や管理といった視点も必要とされていますので、病棟の看護師より多くの職種と連携することが多く、多角的な経営を行っている管理者もいます。

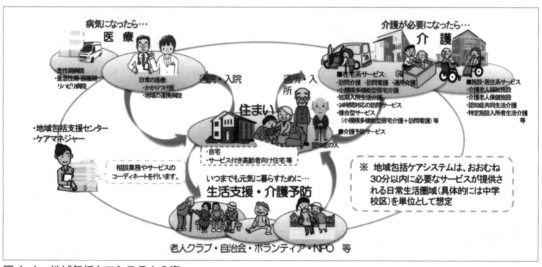

図 1-1　地域包括ケアシステムの姿
[厚生労働省ホームページ：https://www.mhlw.go.jp/stf/seisakunitsuite/bunya/hukushi_kaigo/kaigo_koureisha/chiiki-houkatsu/]

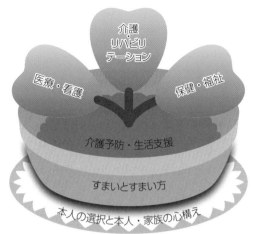

図 1-2　地域包括ケアシステムと地域マネジメント
[三菱 UFJ リサーチ＆コンサルティング：〈地域包括ケア研究会〉地域包括ケアシステムと地域マネジメント，地域包括ケアシステム構築に向けた制度及びサービスのあり方に関する研究事業，平成 27 年度厚生労働省老人保健健康増進等事業，2016]

● 「植木鉢」の図と自助・互助・共助・公助

　ところで、地域包括ケアシステムは、訪問看護事業所の災害対策の視点でも重要な概念となっています。「地域包括ケアシステムと地域マネジメント」の「植木鉢」の図（**図 1-2**）によると、療養者とその家族等が地域で暮らすための基盤となる「皿」は、「療養者の選択と療養者・家族の心構え」であり、自宅やサービス付き高齢者住宅等で、訪問看護・介護、看多機等を活用しながら「すまいとすまい方」である「植木鉢」を整え、地域の主体とともに互助によって「土」である介護予防・生活支援を行っています。立派な「葉」を実らすために必要な「皿」「植木鉢」「土」は、「自助」「互助」ですが、地域包括ケアシステムのなかで最も重要な概念になっています。「自助」「互助」だけで暮らしを整えることが難しい場合、必要時に「医療・看護」「介護・リハビリテーション」「保健・福祉」といった専門職の「共助」＊「公助」を受けながら、自分らしい暮らしを続けているといえます。

＊**共助**：地域包括ケアシステムにおける「共助」は、介護保険制度のように被保険者が出し合ったお金とともに助け合う仕組みを指す。災害看護や防災などで一般的に用いられている「共助」は地域包括ケアシステムにおける「互助」と同意語である。

2 自助・互助を基盤とする平時の支援

　災害対策においても、療養者本人と家族が選択したすまいとすまい方に応じた「自助」が基盤となり、地域住民や自主防災組織等の住民組織で支え合う「互助」が重要となります。災害直後に、保健・医療・福祉等の専門職が直接的な支援を提供することは、専門職の人々もまた被災していることから困難なことが多いです。訪問看護師は、過去の大規模地震災害の場合、おおむね 3 日以内に療養者とその家族の安否を確認する活動を行っていますが、マンパワー不

足や道路の寸断等も相まって、災害直後にすべての療養者宅に直接的支援が行えるわけではありません。ヘルパー等のサービス提供者が誰も来ないといった問題が生じることもあります。

　そこで、自然災害対策においても、「自助」「互助」を高められるような平時の支援を行う必要があります。訪問看護師は、療養者とその家族が「災害直後やその後に何が起こるのか」という時系列のシミュレーションをイメージできるような看護支援をすることが望ましく、さらに、地域住民や専門職とともに地域に住む療養者の支援体制の確認や見直しを行えるとよいと考えます。

　「自助」に対するセルフケア支援は、パンデミック対策においても同様に必要です。療養者とその家族が自宅にウイルスを持ち込まないような対応をとれるように、知識を提供し、家にある物品を用いた対応を実際にみせたり、一緒に考えたりする等の具体的な支援を行うことが基本となります。

　また、大規模災害やパンデミックの後に、訪問看護事業所が存続し続けることも療養者と家族にとっての間接的な支援となります。地域包括ケアシステムにおける訪問看護事業所は、医療と生活に関する専門職集団であり、「医療・看護」「介護・リハビリテーション」を支えているため、訪問看護事業所の事業継続は、医療ニーズの高い在宅療養者等にとっての医療継続支援となり、地域にとっても重要なソーシャルキャピタルの確保といった意味合いをもつのです。

訪問看護事業所における BCP の特徴と課題

1 災害対策と BCP の違い

　災害対策の目的は、従業員の安否確認・安全確保と、物的被害の軽減等です。「地域防災計画」等に基づき、「ヒト」「モノ」「情報」等のリソース（資源）に関する災害直後の対応・対策と平時の防災計画等が記されていることが多いです。一方、BCP（Business Continuity Plan：事業継続計画または業務継続計画）の目的は、事業の早期復旧です。復旧のレベルや時期を定め、その間に優先すべき業務・事業を継続させ、時系列に起こり得る「ヒト」「カネ」「モノ」「情報」等のリソースにおけるリスクへの対応・対策と平時の取り組みに関わる計画を立てます。

　災害直後に起こり得る事象やその対応を計画し、平時の取り組みを検討する点は同じですが、時系列で起こり得る事象を想定し、業務だけでなく事業を継続するために早期復旧を目指す点が災害対策と BCP とでは異なります。しかしながら、早期復旧といっても、災害の規模は事前に予測できません。さらに、訪問看護事業所における重要業務は 1 カ月単位で変化していくため、目標復旧時間の目安を 1 カ月程度ごととして対応するとよいでしょう。

2 訪問看護事業所における BCP の特徴

1 リソース不足による事業継続困難

　大規模自然災害やパンデミックでは、「ヒト」「モノ」「カネ」「情報」等のリソース不足が生じることで優先すべき業務継続が困難な状況となります。

　全国の訪問看護事業所の約半数が常勤換算 3 名から 5 名のスタッフで業務を担う小規模事業所であり、非常勤という形態で育児や介護をする職員も多いため、災害やパンデミックによって、「ヒト」不足が生じやすい状況にあります。

　また、利用者が避難所や病院に避難したり、自宅の倒壊等で引越したりすると、利用者（顧客）が減少することになり、「カネ」不足に繋がります。連携している病院や居宅介護支援事業所が被災すると、新規の療養者（顧客）が紹介されなくなり、さらに「カネ」不足が解消できないという問題が生じること

もあります。国による救済措置や保険の申請をするためにも、専門的知識をもつ「ヒト」が必要となり、「カネ」というリソース不足解消のために「ヒト」というリソースが必要となってきます。

　ところが、元々「ヒト」のリソースが脆弱であり、悪循環を招きやすい状況にあります。また、訪問看護事業所の経営母体の半数は株式会社ですので、医師会や病院等が経営母体となっている事業所と比べると、衛生資材等の「モノ」の不足も生じやすいです。衛生資材の購入にあたっては、箱単位での購入が求められることも多いため、小規模事業所が単独で購入する場合、「カネ」に関わる問題も起こりやすくなっていきます。

2 企業の BCP との比較

　企業では、「製造部門」「営業部門」等で業務分担し、緊急時には営業部門でお客様対応をします。訪問看護事業所の主たる事業は、モノづくり等ではなく、「利用者宅への訪問による看護」が主となっているため、中小企業の BCP と比べると部門は少なく、継続すべき事業も一見シンプルにみえますが、実は部門に分かれていないだけで、少ない人数で多様な業務を回していると考えられます。

　さらに、さまざまな特性を持つ人々を対象とするがゆえの複雑さやコントロールのしにくさを包含しています。中小企業の BCP における「ヒト」とは、従業員や管理者であり、体制づくりのなかで関連企業の人々が関与しますが、訪問看護事業所における BCP では、従業員に加え「多様な利用者・家族」と多機関・多職種が関係します。

　また、復旧の目安を立てる際、中小企業では事業所施設にある機器の再稼働をもって復旧とするなどの想定をしますが、訪問看護事業所では、何をもって「復旧」とするのか、判断が難しい状況にあります。

　例として、「8 割の利用者への訪問看護を再開し継続できること」を「復旧」とみなした場合を考えてみましょう。

　「利用者」だけでなく、その「家族」が脆弱であることも多く、早期復旧に向けて BCP を発動したのち、時間を経て健康状態が変化し入院すると、訪問看護の対象者が減る可能性もあります。そして、ヘルパー事業所によるヘルパー派遣が継続・再開されているかどうかも、利用者の在宅療養に大きな影響を与えることから、訪問看護事業所では事業継続における不確定要素が多く、復旧の目安を途中で見直す必要が出てくるかもしれません。

　企業では、目標復旧時間、目標復旧レベル等を事業ごとに立てますが、訪問看護事業所の場合は、主たる業務となる訪問看護業務では、対象者の特性に応じて分け、それぞれの目標復旧時間とレベルを分けて考える必要があるといえます。

＊都道府県を単位とした層化無作為抽出法を用いて抽出した 2500 カ所の訪問看護ステーション管理者を対象とし、無記名自記式質問用紙調査により 2020 年 10 〜 12 月に実施。

金坂の調査＊5) において、わが国の訪問看護事業所における BCP 策定の現状は次のように報告されています。

● BCP の策定状況と想定リスク

2020 年 4 月 7 日時点で、「BCP を策定済だった」「策定中だった」「策定を検討していた」事業所は、合わせて 34.1% であり、そのうち策定した最も大きなきっかけは、「近年多発する自然災害への備え」「『事業継続ガイドライン』等の政府の情報を知って」が合わせて 73.7% でした。BCP の中で想定していたリスクは、「地震」が 87.9%、「感染症のパンデミック」が 63.7%、「洪水」が 55.6% の順で多く、一方で、それに伴うリスクである「インフラ（電力・水道等）の途絶」「通信（インターネット・電話）の途絶」「物流網の断絶による仕入れ品の欠品」などは 30% 以下であり、BCP 策定時の重要な検討項目の 1 つである「リスクの想定」に課題があることが示唆されました。

● BCP について重要視している点

「従業員の安全を守る」「療養者・家族の安全を守る」が多く、次いで、「事業所の経営を維持する」が多い結果でした。また、BCP に記載している項目では、「従業員の安全」「利用者の安全」に関する項目が多く、次いで、「連絡手段の確保」「従業員の参集」の項目の順に多かったものの、「資金の確保」「入退職等雇用管理」「仕事・収入の確保」の項目は 10% 前後であり、他項目と比較して低い割合となっており、BCP への記載項目に偏りがあることが推察されました。

● BCP を浸透させる取り組み

「現在検討中」「実施していない」が合わせて 54.9%、BCP の見直しについては「見直したことはある（不定期）」「見直していない」が合わせて 51.8% とともに半数を占めており、事業継続マネジメントへの課題が示唆されました。

● BCP を策定している事業所の特徴

また、開設法人が「日本赤十字社・社会保険関係団体」であること、2019 年から 2020 年にかけての「訪問看護の利用者実数」や「医療保険訪問回数」の増加が多い事業所、訪問看護従事者数の「常勤換算看護職員」と「常勤者数（看護職員）」が多いと回答した訪問看護事業所で、有意に BCP 策定がされていました。

2020 年 4 月現在の実態では、「BCP を作成済みだった」と回答した訪問看護事業所は、BCP に対する関心が高いことが推察されますが、策定されている BCP の内容では、記載項目に偏りがあること、被災時の経営等に対するリスクの想定が不十分であること、BCP を浸透させるための取り組みや定期的な見直しを行えていないことが明らかになりました。そのため、BCP の目的や定義はもちろん、自事業所の状況を振り返り、災害や危機的状況が起きた時に、事業をできる限り中断させず継続できるような項目について改めて検討する必要があり、また BCP だけでなく、BCM についても理解できるような教育研修が必要であると考えます。

4 BCM の必要性と本書の活用

1 平時からの取り組みの大切さ

　内閣府は、「企業・組織の災害時における事業継続計画（BCP）の策定促進」を目的に、「BCP ガイドライン（第 1 版）」を平成 17 年に初めて策定しました[6]。その後、平成 25 年に、「企業・組織の平常時からの事業継続マネジメント（BCM）の普及促進」などを目的に改定され、「平常時からの取組となる BCM の必要性の明示及び関連内容の充実」や「幅広いリスク」に対応し得る「柔軟な BCP の策定」等に見直すよう言及されています[7]。

　また、BCM は、「BCP 策定や維持・更新、事業継続を実現するための予算・資源の確保、対策の実施、取組を浸透させるための教育・訓練の実施、点検、継続的な改善などを行う平常時からのマネジメント活動のことで、経営レベルの戦略的活動として位置付けられる」とも記されています[8]。

　つまり、業務継続のための「計画・手順」だけでなく、PDCA サイクルによる BCP の見直しや包括的・統合的な事業継続のための「平時からのマネジメント活動」（図 1-3）を行うことが大切であるとされているのです。

2 訪問看護事業所において求められること

　訪問看護事業所でも、BCP を策定した後に、BCP の見直しを含む平時からのマネジメント活動をし続ける必要があります。具体的には、意思決定者の BCP 発動の基準の確認や災害直後に起こり得るリソース不足への対応に関するスタッフへの周知、時系列で変化するリソース不足への具体的な対応等を疑似体験する機会、すなわちシミュレーションを含む研修を行うことが望ましいといわれています。これらのシミュレーションにより、利用者・家族の自助力を高める支援や近隣住民による助力を高める支援の必要性がより明確化されてくるかもしれません。さらに、自施設だけでは解決しきれない問題については、

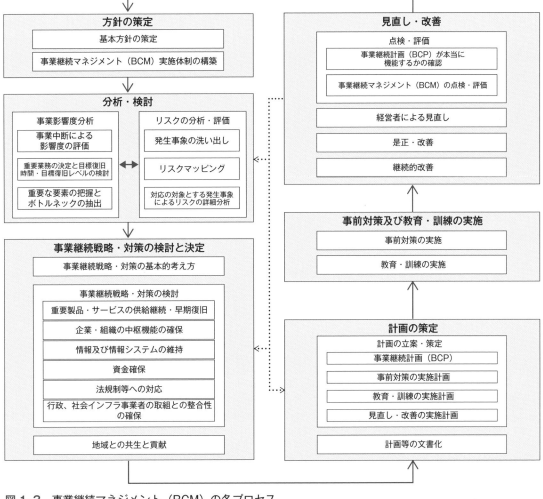

図 1-3　事業継続マネジメント（BCM）の各プロセス
[内閣府：事業継続ガイドライン―あらゆる危機的事象を乗り越えるための戦略と対応―（平成 25 年 8 月改定），2021．p.8　http://www.bousai.go.jp/kyoiku/kigyou/keizoku/pdf/guideline03.pdf]

1 章　2 章　3 章　4 章　5 章　6 章

地域の専門職との連携や訪問看護事業所同士の連携、保健所や病院等との医療・看護連携などを見直し、平時の取り組みなどを強化していくなど、包括的・統合的にマネジメントを進める必要性が浮き彫りになるかもしれません。

　地域医療を担う訪問看護事業所が、一施設でも多く業務継続できれば、利用者・家族等を守るだけでなく、地域医療の継続に貢献することに繋がります。

3　BCP から BCM へ

　内閣府の事業継続ガイドラインによると、BCM の各プロセスは、「方針の策定」→「分析・検討」→「事業継続戦略・対策の検討と決定」→「計画の策定」→「事前対策及び教育・訓練の実施」→「見直し・改善」が PDCA サイクルで示されています[9]。

本書では、BCM のプロセスのうち、「分析・検討」「事業継続戦略・対策の検討と決定」「計画の策定」に重きをおいて展開しています。また、ステップごとに見える化したワークシートを用いていますので、「分析・検討」をし直すことも可能です。そのため、大規模なシミュレーションを実施しなくても、随時、BCM を実行できる仕組みになっています。まずは本書で紹介した手順でリソース中心の BCP を策定してみることで、見直すポイントも明らかになり、BCM の進め方も見えてくるはずです。はじめの一歩を踏み出してみましょう。

●引用・参考文献
1）国立感染症研究所感染症情報センター：インフルエンザ・パンデミックに関するQ&A. 2006.12 改訂版. http://idsc.nih.go.jp/disease/influenza/pandemic/QA02.html
2）鈴木基：COVID-19 の致命率と重症化リスク因子について. 国立衛生研究所感染症疫学センター　https://www.mhlw.go.jp/content/10900000/000662183.pdf
3）新型コロナウイルス感染症緊急経済対策（厚生労働省施策関係 概要）https://www.mhlw.go.jp/content/10900000/000619776.pdf
4）第 10 回 新型コロナウイルス感染症対策分科会：新たなレベル分類の考え方. 令和 3 年11 月 8 日. https://www.cas.go.jp/jp/seisaku/ful/taisakusuisin/bunkakai/dai10/newlevel_bunrui.pdf
5）金坂宇将，岡田理沙，石田千絵，井口理，佐藤潤，菅野太郎：訪問看護事業所の災害時における事業継続計画（BCP）の実態調査. 日本災害看護学会第 23 回年次大会報告書，2021.
6）内閣府防災担当／民間と市場の力を活かした防災力向上に関する専門調査会／企業評価・業務継続ワーキンググループ：事業継続ガイドライン第 1 版―わが国企業の減災と災害対応の向上のために―. 平成 17 年 8 月 1 日. http://www.bousai.go.jp/kyoiku/kigyou/keizoku/pdf/guideline01.pdf
7）内閣府防災担当：事業継続ガイドライン―あらゆる危機的事象を乗り越えるための戦略と対応―（平成 25 年 8 月改定），p. i, 2013. http://www.bousai.go.jp/kyoiku/kigyou/pdf/guideline03.pdf
8）前掲書 7），p. 38.
9）前掲書 7），p. 4.

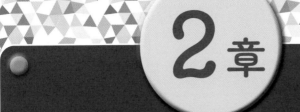

BCP 作成のための
参考例

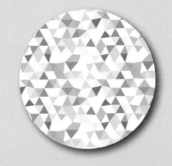

厚生労働省「介護施設・事業所における自然災害発生時の業務継続ガイドライン」「介護施設・事業所における新型コロナウイルス感染症発生時の業務継続ガイドライン」の紹介

1 厚生労働省による「業務継続ガイドライン」が目指すもの

　2021（令和3）年度介護報酬改定において、介護施設や訪問看護事業所を含む介護事業所は、感染症や災害が発生した場合であっても、利用者に必要なサービスを安定的・継続的に提供する体制の構築を目指すことが示されました。日頃からの備えと業務継続に向けた取り組みの推進として、感染症の発生およびまん延等に関する取り組みの徹底を求める観点から、委員会の開催、指針の整備、研修の実施、訓練（シミュレーション）の実施が必要となります。また、災害への対応においては、地域との連携が不可欠であることを踏まえ、非常災害対策（計画策定、関係機関との連携体制の確保、避難等訓練の実施等）が求

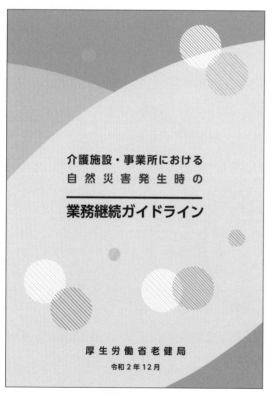
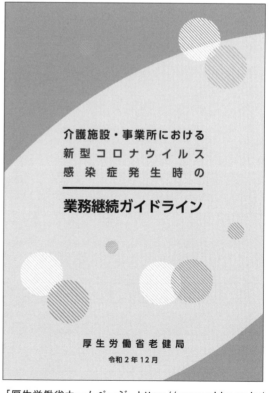

図2-1　厚生労働省による「業務継続ガイドライン」[厚生労働省ホームページ　https://www.mhlw.go.jp/content/000749543.pdf／https://www.mhlw.go.jp/content/000922077.pdf]

められる介護施設・事業所（通所系、短期入所系、特定・施設系）を対象に、小規模多機能型居宅介護等の例を参考に、訓練の実施にあたって、地域住民の参加が得られるよう連携に努めなければならないこととされました。

　これらに先立ち、2020（令和2）年12月に厚生労働省老健局は「介護施設・事業所における自然災害発生時の業務継続ガイドライン」[1]（以下、「自然災害発生時の業務継続ガイドライン」）、「介護施設・事業所における新型コロナウイルス感染症発生時の業務継続ガイドライン」[2]（以下、「新型コロナウイルス感染症発生時の業務継続ガイドライン」）を作成、公表しています（**図2-1**）。この2つのガイドラインを活用して、自事業所のBCPの策定ができることを目指しています。

2 「自然災害発生時の業務継続ガイドライン」の概要

　「自然災害発生時の業務継続ガイドライン」（**表2-1**）では、介護事業所に求められる平時からの役割を、自然災害が発生した際にも担えるように、BCPの基本的な考え方をもとに、作成の手引きが示されています。

1 BCP作成のポイント

　このガイドラインでは、「BCP作成のポイント」として、自然災害発生時に、

表2-1　厚生労働省「自然災害発生時の業務継続ガイドライン」の目次

1．はじめに
1-1．ガイドライン作成のねらい
1-2．本書の対象（施設・事業所単位）
1-3．ガイドラインの利用方法
2．BCPの基礎知識
2-1．業務継続計画（BCP）とは
2-2．介護施設・事業所における業務継続計画（BCP）について
2-3．防災計画と自然災害BCPの違い
2-4．介護サービス事業者に求められる役割
3．自然災害BCPの作成、運用のポイント
3-1．BCP作成のポイント
3-2．自然災害BCPの全体像
3-2-1．自然災害発生に備えた対応・発生時の対応（共通事項）
3-2-2．自然災害発生に備えた対応・発生時の対応（通所サービス固有事項）
3-2-3．自然災害発生に備えた対応・発生時の対応（訪問サービス固有事項）
3-2-4．自然災害発生に備えた対応・発生時の対応（居宅介護支援サービス固有事項）
（参考：複合災害対策～新型コロナウイルス感染症流行下における自然災害発生時の対策の考え方～）

[厚生労働省老健局：介護施設・事業所における自然災害発生時の業務継続ガイドライン, 2020. https://www.mhlw.go.jp/content/000749543.pdf]

1. 総論	2. 平常時の対応	3. 緊急時の対応	4. 他施設との連携
（1）基本方針	（1）建物・設備の安全対策	（1）BCP発動基準	（1）連携体制の構築
（2）推進体制	①人が常駐する場所の耐震措置	（2）行動基準	①連携先との協議
（3）リスクの把握	②設備の耐震措置	（3）対応体制	②連携協定書の締結
①ハザードマップなどの確認	③水害対策	（4）対応拠点	③地域のネットワーク等の構築・参画
②被災想定	（2）電気が止まった場合の対策	（5）安否確認	（2）連携対応
（4）優先業務の選定	①自家発電機が設置されていない場合	①利用者の安否確認	①事前準備
①優先する事業	②自家発電機が設置されている場合	②職員の安否確認	②入所者・利用者情報の整理
②優先する業務	（3）ガスが止まった場合の対策	（6）職員の参集基準	③共同訓練
（5）研修・訓練の実施 BCPの検証・見直し	（4）水道が止まった場合の対策	（7）施設内外での避難場所・避難方法	**5. 地域との連携**
①研修・訓練の実施	①飲料水	（8）重要業務の継続	（1）被災時の職員派遣
②BCPの検証・見直し	②生活用水	（9）職員の管理	（2）福祉避難所の運営
	（5）通信が麻痺した場合の対策	①休憩・宿泊場所	①福祉避難所の指定
	（6）システムが停止した場合の対策	②勤務シフト	②福祉避難所開設の事前準備
	（7）衛生面（トイレ等）の対策	（10）復旧対応	
	①トイレ対策	①破損個所の確認	
	②汚物対策	②業者連絡先一覧の整理	
	（8）必要品の備蓄	③情報発信	
	①在庫量、必要量の確認	【通所サービス固有事項】	
	（9）資金手当て	【訪問サービス固有事項】	
		【居宅介護支援サービス固有事項】	

図 2-2　自然災害（地震・水害等）BCP のフローチャート

[厚生労働省老健局：介護施設・事業所における自然災害発生時の業務継続ガイドライン，2020，p.8. https://www.mhlw.go.jp/content/000749543.pdf]

①正確な情報集約と判断ができる体制を構築すること、②自然災害対策を「事前対策」と「被災時の対策」に分けて、同時にその対策を準備すること、③業務の優先順位の整理をすること、④計画を実行できるよう普段からの周知・研修、訓練を行うこと、の4項目が示されています。

2 自然災害 BCP の全体像

「BCP作成のポイント」に続き、「自然災害BCPの全体像」として、「自然災害（地震・水害等）BCPのフローチャート」（**図2-2**）が示され、その流れに沿って、「1. 総論」「2. 平常時の対応」「3. 緊急時の対応」「4. 他施設との連携」「5. 地域との連携」の大きく5つの項目に、それぞれ次のような内容が盛り込まれています。

「1. 総論」では、基本方針や推進体制、自施設の被災想定等のリスクの把握、優先業務の選定、研修・訓練の実施、BCPの検証・見直し等が記載されています。

「2. 平常時の対応」では、建物・設備の安全対策、電気・ガス・水道が止まった場合の対策、通信が麻痺した場合の対策、システムが停止した場合の対策、衛生面（トイレ等）の対策、必要品の備蓄、資金手当て等が記載されています。

「3. 緊急時の対応」では、BCPの発動基準や行動基準、対応体制、対応拠点、安否確認、職員の参集基準、施設内外での避難場所・避難方法、重要業務の継続、職員の管理、復旧対応等が記載されています。

「4. 他施設との連携」では、連携体制の構築や連携対応が記載され、「5. 地域との連携」では、被災時の職員派遣、福祉避難所の運営が記載されています。

特徴的なこととして、「3. 緊急時の対応」では、「通所サービス」「訪問サービス」「居宅介護支援サービス」それぞれの特色ある「固有事項」が記載されています。なかでもこのガイドラインでは、特に、生活の拠点として介護施設等に入所している療養者を守る観点から、施設のBCPの特徴が強く反映されています。

3 「新型コロナウイルス感染症発生時の業務継続ガイドライン」の概要

1 BCP作成のポイント

まず「ガイドライン作成のねらい」が**表2-2**のように謳われ、「BCP作成のポイント」として、①施設・事業所内を含めた関係者と情報共有と役割分担、判断ができる体制の構築をすること、②感染（疑い）者が発生した場合の対応、③職員の確保、④業務の優先順位の整理、⑤計画を実行できるよう普段からの周知・研修、訓練、の5項目が示されています。

2 発生時の対応等

「感染（疑い）者発生時の対応等」（**表2-3・4**）として、「平時対応」「感染疑い者の発生後の初動対応」「感染拡大防止体制の確立」について記載され、さらに通所サービス事業所では、「休業の検討」が加えられています。

なお、本ガイドラインでは、感染（疑い）者の発生から初動対応など、情報を正確に入手し、その都度、的確に判断していくことが重要であるという観点から、感染者発生時の報告・情報共有体制（**図2-3**）を明確化し、緊急時の対応ができる限りスムーズに行え、事業への影響を少なくしつつ、継続が可能となるための必要事項が示されています。

表2-2　ガイドライン作成のねらい

> 介護サービスは、要介護者、家族等の生活を支える上で欠かせないものであり、新型コロナウイルス感染症の感染拡大に伴う緊急事態宣言下などの制限下であっても、感染防止対策等の徹底を前提とした継続的なサービスの提供が求められています。そのためには、業務継続に向けた計画の作成が重要であるため、施設・事業所内で新型コロナウイルス感染症が発生した場合の対応、それらを踏まえて平時から準備・検討しておくべきことを、介護サービス類型に応じた業務継続ガイドラインとして整理しました。

[厚生労働省老健局：介護施設・事業所における新型コロナウイルス感染症発生時の業務継続ガイドライン，2020，p.1．https://www.mhlw.go.jp/content/000922077.pdf]

表2-3　厚生労働省「新型コロナウイルス感染症発生時の業務継続ガイドライン」の目次

1.　はじめに
1-1.　ガイドライン作成のねらい
1-2.　ガイドラインの利用方法
2.　BCP とは
2-1.　業務継続計画（BCP）とは
2-2.　新型コロナウイルス感染症とは
2-3.　新型コロナウイルス感染症 BCP とは（自然災害 BCP との違い）
2-4.　介護サービス事業者に求められる役割
3.　新型コロナウイルス感染症 BCP の作成、運用のポイント
3-1.　BCP 作成のポイント
3-2.　新型コロナウイルス感染（疑い）者発生時の対応等（入所系）
3-3.　新型コロナウイルス感染（疑い）者発生時の対応等（通所系）
3-4.　新型コロナウイルス感染（疑い）者発生時の対応等（訪問系）
3-5.　感染防止に向けた取組（参考）

［厚生労働省老健局：介護施設・事業所における新型コロナウイルス感染症発生時の業務継続ガイドライン，2020．https://www.mhlw.go.jp/content/000922077.pdf］

表2-4　感染（疑い）者発生時の対応

平時対応	体制構築・整備／感染防止に向けた取組の実施／防護具、消毒液等備蓄品の確保／研修・訓練の実施／ BCP の検証・見直し
感染疑い者の発生後の初動対応	第一報／感染疑い者への対応／消毒・清掃等の実施
休業の検討	（通所系事業所のみ）
感染拡大防止体制の確立	保健所との連携／濃厚接触者への対応／職員の確保防護具、消毒液等の確保／情報共有／業務内容の調整／過重労働・メンタルヘルス対応／情報発信

［厚生労働省老健局：介護施設・事業所における新型コロナウイルス感染症発生時の業務継続ガイドライン，2020，p.10・19より改変．　https://www.mhlw.go.jp/content/000922077.pdf］

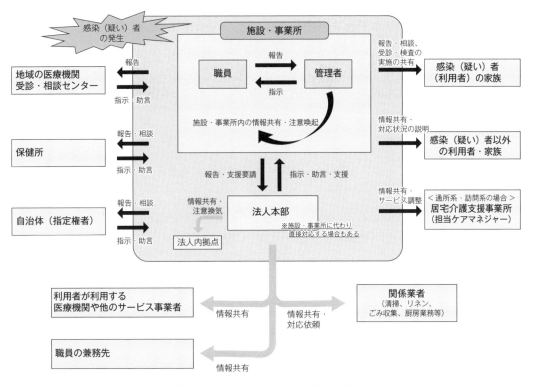

図 2-3　新型コロナウイルス感染（疑い）者発生時の報告・情報共有先

[厚生労働省老健局：介護施設・事業所における新型コロナウイルス感染症発生時の業務継続ガイドライン. 2020. p.9.
https://www.mhlw.go.jp/content/000922077.pdf]

引用・参考文献

1) 厚生労働省老健局：介護施設・事業所における自然災害発生時の業務継続ガイドライン，
   2020．https://www.mhlw.go.jp/content/000749543.pdf

2) 厚生労働省老健局：介護施設・事業所における新型コロナウイルス感染症発生時の業務
   継続ガイドライン，2020．https://www.mhlw.go.jp/content/000922077.pdf

2

全国訪問看護事業協会「自然災害発生時における業務継続計画(BCP)—訪問看護ステーション向け—」「新型コロナウイルス感染症における業務継続計画（BCP）—訪問看護ステーション向け—」の紹介

　「令和 2 年度厚生労働省老人保健事業推進費等補助金老人保健健康増進等事業 訪問看護事業所の質の確保に向けた自己評価を支援するための研究事業」の一環として、2021（令和 3）年度介護報酬改定に向けて「自然災害発生時における業務継続計画（BCP）—訪問看護ステーション向け—」[1]（以下、「自然災害発生時における業務継続計画（BCP)」）、「新型コロナウイルス感染症における業務継続計画（BCP）—訪問看護ステーション向け—」[2]（以下、「新型コロナウイルス感染症における業務継続計画（BCP)」）が 2021 年 3 月に策定されました（**図 2-4**）。

　前項で紹介した厚生労働省による業務継続ガイドラインと同様に、自然災害

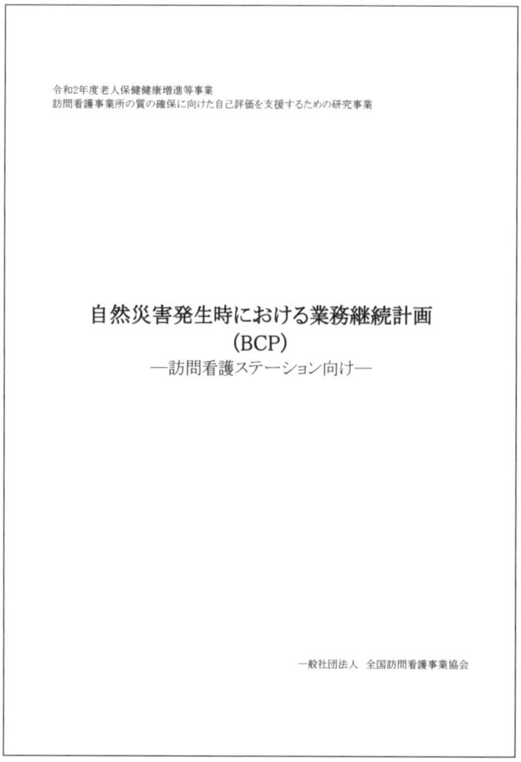

令和2年度老人保健健康増進等事業
訪問看護事業所の質の確保に向けた自己評価を支援するための研究事業

自然災害発生時における業務継続計画
(BCP)
—訪問看護ステーション向け—

一般社団法人　全国訪問看護事業協会

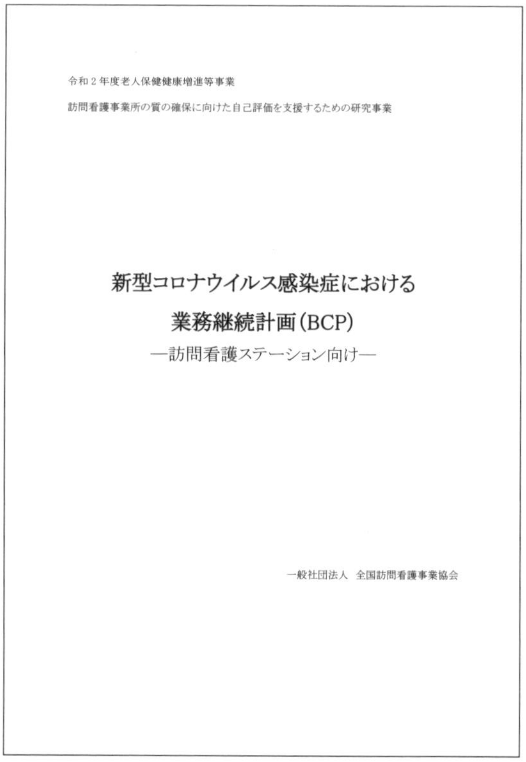

令和 2 年度老人保健健康増進等事業

訪問看護事業所の質の確保に向けた自己評価を支援するための研究事業

新型コロナウイルス感染症における
業務継続計画(BCP)
—訪問看護ステーション向け—

一般社団法人　全国訪問看護事業協会

図 2-4　全国訪問看護事業協会による「業務継続計画（BCP）」［全国訪問看護事業協会ホームページ https://www.zenhokan.or.jp/wp-content/uploads/r2-1-3.docx／https://www.zenhokan.or.jp/wp-content/uploads/r2-1-2.doc］

や新型コロナウイルス感染症等が発生したとしても、業務を継続して提供することができる体制の整備が大きな目的となっていますが、さらに訪問看護サービスの特徴が加えられ、より具体的な内容となっています。

1 「自然災害発生時における業務継続計画（BCP）」の特徴

「自然災害発生時における業務継続計画（BCP）」は、「1. 総論」「2. 平常時の対応」「3. 緊急時～復旧における事業継続にむけた対応」「4. 地域・他組織との連携」という項目で構成されています（表2-5）。

その特徴の1つ目は、災害発生前の「平常時の対応」、災害発生後の「緊急時～復旧における事業継続にむけた対応」という時間軸で構成されていることです。災害直後の緊急時だけでなく、1カ月後～数カ月後の事業復旧までの視点を業務継続計画（BCP）に入れることを目指しています。

2つ目に、「平常時の対応」「緊急時～復旧における事業継続にむけた対応」にリソース（人的資源・物的資源・財務資源・情報資源・利用者）という視点

表2-5 「自然災害発生時における業務継続計画（BCP）」の目次（抜粋）

1. 総論
    1) 基本方針
    2) 推進体制
    3) リスクの把握
    4) 優先業務の選定
    5) 災害情報の把握
    6) 研修・訓練の実施、BCPの検証・見直し
2. 平常時の対応
    1) 人的資源
    2) 物的資源：建物・移動手段・通信機器・備蓄
    3) 財務資源
    4) 情報資源
    5) 利用者（BCPの視点からみると顧客）
3. 緊急時～復旧における事業継続にむけた対応
    1) 体制
    2) 人的資源
    3) 物的資源
    4) 財務資源
    5) 情報資源
    6) 利用者（BCPの視点からみると顧客）
4. 地域・他組織との連携
    1) 地域の連携体制の構築
    2) 受援体制の整備

[一般社団法人 全国訪問看護事業協会：令和2年度厚生労働省老人保健事業推進費等補助金老人保健健康増進等事業 訪問看護事業所の質の確保に向けた自己評価を支援するための研究事業：自然災害発生時における業務継続計画（BCP）―訪問看護ステーション向け―, 2020.　https://www.zenhokan.or.jp/wp-content/uploads/r2-1-3.docx]

を用いて整理して、対応を記載できるようにしています。それにより、重要業務を遂行するために必要なリソースを平常時から整備できるようにしています。

3つ目に、利用者をリソース（資源）の1つとしてとらえています。これは、事業を継続することを事業継続計画の目的としたときに、その資源の1つとして利用者を捉えることができたからです。

4つ目に、「地域・他組織との連携」を「平常時の対応」「緊急時〜復旧における事業継続にむけた対応」とは分けて別の項としています。これは「地域・他組織との連携」が、平常時から緊急時、復旧時のすべてにわたる災害対策として大変重要な項目であり、訪問看護事業所だけでは、災害および復旧対策・対応を行うことが難しいと考えられるためです。

2 「自然災害発生時における業務継続計画（BCP）」の概要

本BCPは、記載例とひな型から構成され、自訪問看護事業所の特徴を把握しつつ、記載例を参考に、時間軸とリソース（資源）ごとに整理し、自事業所の特徴を加味した災害後の問題を想定しつつ、ひな型に記載できるようになっています。各項の概要は以下の通りです。

1 「総論」について

基本方針、推進体制、リスクの把握、優先業務の選定、災害情報の把握、研修・訓練の実施、BCPの検証・見直しなど、事業継続計画（BCP）・事業継続マネジメント（BCM）を行うための体制や指針、事業所の地域の自然災害リスクや影響などが記載されています。

2 「平常時の対応」について

「人的資源」「物的資源」「財務資源」「情報資源」「利用者」と、リソース（資源）ごとに対応を記載する項になっています（**表2-6**）。

3 「緊急時〜復旧における事業継続にむけた対応」について

「体制」「人的資源」「物的資源」「財務資源」「情報資源」「利用者」という順に、発災・被災状況を判断しつつ、リソースの確保状況を考慮した上で、意思決定をしていく段階であり、発災直後〜数日の緊急時、数週間から数カ月、そして数カ月後の復旧期に、それぞれの時期に行うべきことがあるため、時間軸をよく考えながら検討事項を記載しておく必要があります。

表 2-6　平常時の対応

人的資源	指示命令系統や災害発生後に、職員に関して生じる問題を想定し、職員の安否確認の方法や参集の基準、シフト調整のルールや労務管理・労働災害等について検討し、決めておく
物的資源	自事業所の建物はもちろんのこと、訪問までの移動手段、通信機器、生活・衛生資材の備蓄について、安全対策や電気・水道等が止まったときの対策、訪問のための移動手段が途絶した時の代替策、通信の麻痺やシステム停止時の対策、生活備蓄や衛生資材の備蓄品の調達や管理、復旧のための業者の連絡先等を決め、まとめておく
財務資源	平時からのキャッシュフローの把握などの資金手当て、資金の確保・手配に関する問題や支払いのやりくり、また利用者や職員の減少等による事業収入減少に関する問題とその対応策等について検討し、まとめておく
情報資源	事業所情報はもちろんのこと、職員および利用者、さらに関係機関等の連絡先や基本情報等をまとめて管理しておく
利用者	災害前まで対応していた利用者に生じる問題やその対応策として、利用者の安否確認方法の検討や生活を継続できる状況を事前に整えておく、また個別支援計画を作成しておくなど、それぞれ取りまとめ、加えて被災後に新規利用者の獲得のための対応策についても取り決め等を検討しておく

[一般社団法人 全国訪問看護事業協会：令和 2 年度厚生労働省老人保健事業推進費等補助金老人保健健康増進等事業 訪問看護事業所の質の確保に向けた自己評価を支援するための研究事業：自然災害発生時における業務継続計画（BCP）—訪問看護ステーション向け—, 2020. p.14-23 より作成. https://www.zenhokan.or.jp/wp-content/uploads/r2-1-3.docx]

4 「地域・他組織との連携」について

　最後に、施設・事業所の倒壊や多数の職員の被災等、単独での事業継続が困難な事態を想定して、施設・事業所を取り巻く関係機関と協力関係を日頃から構築しておくことが重要です。地域多職種や訪問看護部会、職能団体、利用者をめぐる関係者等との災害発生時の役割を確認し、相互に支援し合うネットワークの構築や取り決め内容を記載しておきます。また、災害時自事業所の担当利用者や事業所自体、地域に対して支援を受ける（受援）ことが想定されるので、事前に支援を受けられるよう情報を整理したり、取り決めを行ったりする場合は、ここに記載できます。さらに、受援とは逆に災害支援を行う場合もあるので、その時の判断基準や取り決めもここに記載できるようになっています。

3 「新型コロナウイルス感染症における業務継続計画（BCP）」の概要

　「第Ⅰ章 総則」「第Ⅱ章 平時からの備え」「第Ⅲ章 初動対応」「第Ⅳ章 感染拡大防止体制の確立」という4つの章で構成されています。

　「総則」には、業務継続計画の目的、基本方針、担当部門が示され、「平時からの備え」では、感染予防期における対応の主体、体制整備や感染防止対策の実施・感染防護備蓄品の確保、研修・訓練の実施、BCPの検証・見直しを検討し記載できるようになっています。

　「初動対応」では、感染疑い者が発生した際の初動対応について、迅速な対応ができるよう準備しておくことが示され、対応主体、感染疑い者発生の第一報からの対応事項の記載を確認しながら対応できるようになっています。

　そして、「感染拡大防止体制の確立」では、非常時の体制として保健所等との連携や濃厚接触者への対応、職員の確保、防護具・消毒液等の確保、情報共有や業務内容の調整、過重労働・メンタル対応、情報発信等の対応が記載されています。

　なお、その他として、あらゆる場面で活用できる管理シートが別添されています。

引用・参考文献

1) 一般社団法人 全国訪問看護事業協会：令和2年度厚生労働省老人保健事業推進費等補助金老人保健健康増進等事業 訪問看護事業所の質の確保に向けた自己評価を支援するための研究事業：自然災害発生時における業務継続計画（BCP）―訪問看護ステーション向け―, 2020. https://www.zenhokan.or.jp/wp-content/uploads/r2-1-3.docx

2) 一般社団法人 全国訪問看護事業協会：令和2年度厚生労働省老人保健事業推進費等補助金老人保健健康増進等事業 訪問看護事業所の質の確保に向けた自己評価を支援するための研究事業：新型コロナウイルス感染症における業務継続計画（BCP）―訪問看護ステーション向け―, 2020. https://www.zenhokan.or.jp/wp-content/uploads/r2-1-2.doc

3章

リソース中心の
BCP の考え方

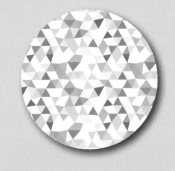

1 リソース中心の考え方──リソースの重要性

　災害時の事業継続と迅速な復旧の重要性や、そのために事前に事業継続計画（BCP）を準備、計画しておくことの重要性はすでに多くの人が理解されていると思います。一方、いざ自分たちの事業所のBCPを作成するとなると、決めるべき事項が多く、またそれらの関連性も複雑で、どこから手をつけたらよいかわからない、作成手順が追えず難しいと感じる事業所も多くあるのではないでしょうか。

　そこで本章では、既存のBCP作成ガイドライン等[1]で示されているBCPの策定項目の全体像をできるだけシンプルにかつ統一的に整理、理解、補足するための「リソース中心」の考え方[2]とそれに基づいたBCP作成の流れを紹介します。

1 リソースとは

1 「ヒト」「モノ」「カネ」「情報」

　リソースとは一般的に、何らかの目的を達するうえで、必要なもの、助けになるもの、頼りになるものを意味します。したがってBCPにおけるリソースとは、事業継続のために必要なもの、助けになるもの、頼りになるものと定義できます。さまざまなものがリソースになり得ます。医療資器材のように物質的なリソースもあれば、そうでないリソースもあります。たとえば、計画や手段といった情報や知識、お金もリソースになります。

　また、人の身体的能力や問題を対処する際に工夫する能力、専門的技能、あるいは、やる気、頑張りといった人の特性、さらには、利用者や地域からの信頼、評判などもリソースになり得ます。リソースになり得るすべてのものを列挙し、整理するのは大変なので、まずは、既存のBCP作成ガイドライン等でよく用いられている「ヒト」「モノ」「カネ」「情報」の4種類に便宜的に大別しておくことにします。

　この4分類以外にも、リソースはその性質や使われ方によっていくつかに分類することができます。

2 実体のあるリソースと実体がないリソース

まず、リソースの実在性に着目すると大きく2つに分類することができます。1つは「ヒト」や「モノ」といった実体がある実在するリソース、もう1つは「カネ」や「情報」のように実体がないリソースです。ただし、お金や情報も紙幣や硬貨といった交換媒体やハードディスクなどの情報媒体には実体があります。

実体のあるリソースは災害現象によって損傷する可能性がありますが、実体のないリソースはそれ自体が壊れることはありません。また、人の能力や道具の質・機能のように、それ自体は実体がないけれども、実体のあるものに備わっているリソースもあります。このようなリソースは、実体が損なわれるとそのリソース（質や機能）も損なわれます。また実体が損なわれなくても、使用し続ける、あるいは働き続けることによって、質や機能が劣化する可能性があります。

3 消費されるリソースと占有されるリソース

さらに、リソースの使われ方に着目すると、異なる分類ができます。まず、薬や衛生材料のように"消費"されるリソースと道具や施設のように"占有"されるリソースがあります。消費されるリソースは、使われると数量が減少します。一方、占有されるリソースは、使用中はほかの目的に使うことはできませんが、使用後は再度使うことができます。ただし、使い続けることで質や状態が劣化することがあります。

4 利用されるリソースと参照されるリソース

また、道路、下水道などのライフラインは消費も占有もされずに、その機能が"利用"されるリソースとして区別できそうです。情報は、消費・占有・利用されるものではなく、意思決定や判断のために"参照"されるリソースといえます。

表3-1に種類と性質によるリソース分類の一覧を示します。ここで理解しておくべきことは、リソースと一言で言っても、いろいろなものがあり、その性質もさまざまである、ということです。後述しますが、これらのリソースの性質の違いによって、準備しておくべき対策や対応が異なってきます。

表 3-1　リソースの種類と性質

リソース種類		性質	消費する	占有する		利用する	参照する
			数量的	数量的	空間的	機能的	認知的
実体あり	ヒト	スタッフ		○			
		利用者		○			
	モノ	消耗品	○				
		非消耗		○			
		施設・設備			○	○	
実体なし		カネ	○				
		情報					○

2 リソースの観点から「災害」の再定義

　「リソース中心の BCP」の考え方を理解するためには、災害とは何であるか、特に事業者にとって災害とは何を意味するのかを改めて理解しておく必要があります。そこで、リソース中心の BCP の説明に先立って、「災害」の意味をリソースの観点から再定義してみましょう。

1 事業者にとっての災害とは

　一般的に災害とは、自然現象（地震や台風）や人為的な原因（事故やテロ）、疫病などによって、人命や社会生活に被害が生じる事態のことを意味します。一方、物やサービスを提供することを目的とする事業者にとっては、地震や事故などによって単にどこかで誰かに、あるいは何かに被害が生じる事態が災害であるわけではありません。事業者にとっての災害・被害とは、災害現象によって事業の継続に支障が出る、あるいは事業が継続できなくなることです。

　さらに、なぜ地震や事故によって事業継続ができなくなるのか、その原因を突きつめると、災害現象によって事業を継続するためのリソース（ヒト、モノ、カネ、情報など）が損なわれたり、必要とされる対応や業務が増えることによってリソースが足りなくなったり、入手できなかったりすることが原因であることがわかると思います。すなわち極言すると、事業者にとっての災害とは、**事業継続のためのリソースが足りなくなる（あるいは、なくなる、入手できない）こと**なのです。

2 リソース中心の BCP とは

　このようにリソースの観点から災害を捉えなおすと、たとえば大地震が起きて町中のいたるところに大きな被害が生じたとしても、事業継続をするためのスタッフ、医療資器材、お金などのリソースが十分にあるのならば、その事業

者に限っていえば、その大地震は災害ではありません。ただ、いつもどおりに業務を継続するだけです。しかし残念ながら、災害、すなわち、リソース不足を引き起こす何らかの事態は必ず起きます。だから、そのための準備、BCPが必要なのです。

　リソースの観点から災害を再定義すると、災害時の事業継続のために事業者が準備しておくこと、すなわちBCPで決めておかねばならないことは、事業継続に必要なリソースの不足ができるだけ生じないように、また、実際にリソース不足が生じたときのために、あらかじめ準備しておくことだとわかると思います。

　すなわち、リソース中心のBCPとは、**災害（リソース不足）が起こることを想定した、リソースの確保と、それを活用するための手立てを整えておくこと**と定義できます。

　このような観点からBCPを捉えなおすと、既存のBCP作成ガイドラインやマニュアルで示されているさまざまな策定項目やフォーマットも、必ずしもそのように説明、整理はされていませんが、災害時の事業継続に必要となる「ヒト」「モノ」「カネ」「情報」といったリソースを確保、活用するために決めておくべき事項であることがおのずと見えてくるのではないでしょうか。

3 リソース中心の BCP の三原則——減らさない・活用する・増やす

　では、リソース確保のために何をどのように準備、計画しておけばよいのでしょうか。

　基本的にほとんどのリソースは、その質や量が「減る」か「増える」かしかありません。そのようなリソースに対して、私たちができることは、「減らさない」あるいは「増やす」ことです。

　災害時の事業継続を考えるうえで、「減らさない」とは、災害現象によってリソースに被害（質や量が損なわれる）が生じたり、利用できなくなったりすることをできるだけ抑えること、そして、備蓄や予備を備えてリソースが減らないようにしておくことです。また、「増やす」とは、足りなくなった、あるいは足りなくなりそうなリソースを素早く調達したり、被害が生じたリソースを修理・修復させたりすることです。

　このようにしてリソースが確保できれば、災害時でもそれを使って何かを行うことができます。一方、何かを行うことによってリソースは減ってしまったり、ほかのことに使えなくなったりしてしまいます。そのため、事業をできるだけ継続させるためには、確保したリソースを、「活用する」ことが求められます。ここでいう「活用する」とは、手元にある限られたリソースを最大限活かすために、節約したり代替したり、業務に優先順位をつけて選択的に使用し

たりすることです。

これら「減らさない・活用する・増やす」の３つの対策・対応をリソース中心の BCP の三原則と呼ぶことにします。この三原則を適切に実現して、災害時でも必要なリソースを確保することによって、業務をできる限り継続させることが、リソース中心の BCP の目標になります。

4 リソース中心の BCP の概要

表 3-2 は、上記の三原則をさらに６項目に細分化して整理したものです。ここに示された６項目が、リソース中心の BCP で準備・計画すべき内容になります。言い換えると、事業継続に必要となる各リソースに対してこれら６項目を適切に準備・計画することが、リソース中心の BCP 作成で行う作業になります。ただし、これらの６つの分類はあくまでも便宜的な分類なので、リソースの種類によってはすべての項目に対応する対策・対応がない場合や、どれか１つの項目に分類しにくい場合もあり得ます。

重要なことは、リソース不足が生じないように「減らさない・活用する・増やす」の三原則の観点からできる限りの対策・対応を準備しておくことです。その意味で、この６項目は各リソースに対して講じるべき対策・対応が、網羅的に準備、計画されているかを確認するチェック項目として活用することもできます。

以下に、６項目のそれぞれについて説明します。

表 3-2 「リソース中心」の BCP の全体構成

対策・対応	内容	リソース種類
1. リソース防護	災害現象によってリソースの損失や、リソースが使えなくなることをできるだけ防ぐため対策・対応	ヒト・モノ・情報（媒体）
2. リソース備蓄	リソース不足が起こらないように、適切に備蓄・予備を備える対策・対応	ヒト・モノ
3. リソース活用	リソース不足の条件下で業務を継続するために、手元にあるリソースを最大限活用するための対策・対応（節約、代替、業務トリアージ、等）	ヒト・モノ・カネ
4. リソース調達	リソース不足を緩和・解消するために、迅速にリソースを再調達するための対策・対応（購入、受給・受援、自作、等）	ヒト・モノ・カネ
5. リソース修復	損なわれたリソースを迅速に修理・修復するための対策・対応	ヒト・モノ・情報（媒体）
6. リソース管理	各１～５、および全体をうまく回すための対策・対応（情報収集・共有―意思決定―実行の詳細、そのための体制、手続き、等）	ヒト・モノ・カネ・情報

1 リソース防護——減らさない

　災害現象によってリソースが損失したり、リソースが使えなくなったりすることをできるだけ防ぐための対策・対応を指します。たとえば地震の揺れによって壊れないように、キャビネットを固定したり、ケースに入れたりといった対策などが該当します。地震の場合は、発災時、あるいは直後の防護が特に重要になりますが、感染症のように長い期間にわたって継続的に防護（感染防止対策）が必要になることもあります。

　リソース防護は「ヒト」や「モノ」といった実在するリソースに必要とされる計画になりますが、「カネ」や情報であっても、紙幣やハードディスクなどの媒体は実在するため、それらの媒体を防護することが必要です。

2 リソース備蓄——減らさない

　リソース不足が起こらないように適切に備蓄・予備を備えるための対策を指します。リソース備蓄は医療資器材などの消費されるリソースや占有されるリソースに必要とされる対策です。ほかの対策・対応と同じように無限に準備することはできないので、何をどこまで備蓄する、予備を備えておくかは、業務の優先度とそれに必要なリソース、予算などを考慮して決める必要があります。

3 リソース活用——活用する

　リソース不足、あるいはリソース不足が予想される条件下で事業を継続するために、手元にあるリソースを最大限活用するための対策・対応を指します。具体的には、必要とされる業務の質を落とさない限りにおいて、その業務で用いるリソース数量を節約したり、ほかの物で代替したりするといった対応や、優先して継続すべき業務に対して選択的にリソースを配分する（業務トリアージ）ことを決めておきます。

　「ヒト」は、災害時にいつも以上に頑張ることによって人手不足を補うことが一時的に可能なことがあります。これも一種のリソース活用になるかもしれません。確かに実災害ではそうせざるを得ない状況も生じますが、BCP作成においてはできるだけそのような頑張りに頼らない対策・対応を計画することが大切です。

4 リソース調達——増やす

　リソース不足、あるいは不足が予想される際に、それを解消・緩和するために、リソースを迅速に再調達するための対策・対応を指します。流通の混乱や需要の急激な増加に伴って調達が困難になるリスクを考慮しておく必要があります。新たに購入する手立てを整えておくだけでなく、災害時にはさまざまな

物品や資金の支援・支給が行われることがあるので、支援・支給元となり得る自治体や職能団体の連絡先の確認や関連情報の収集など受援・受給の準備を整えておくことも含まれます。

そのほかにも、工夫次第では周りにあるものを使って作成できるものもあります。調達はほかの対策・対応と同じように、「モノ」だけでなく、「ヒト」や「カネ」も対象に含まれます。

5 リソース修復──増やす

壊れたり、使えなくなったりしたリソースのうち、修理・修復が可能なものをできるだけ早く、効率的に修理・修復するための対策・対応を指します。自分たちで修復できるものや、簡易に補修できるものもあれば、業者に依頼しなければならないものもあります。これらを迅速に行うためには、修復に必要なリソースや手順、修理業者の連絡先などを事前に把握しておくことが必要です。

6 リソース管理

リソースに対するさまざまな対策や対応は、災害下では、同時並行に行ったり、状況に応じて臨機応変に行う必要が生じます。また、ほかの対策や対応との関連（タイミングや優先順位など）を考慮しないとうまく実施できないものや、他部署・他組織と連携しなければうまくいかないこともあります。

そのため、計画全体をうまく回すための手順や仕組み・体制を整えておくことも必要です。たとえば、リソース備蓄を適切に行うためには、災害時でもリソース数量の把握や予測といった在庫管理を適切にできるようにしておく必要があります。

また、感染症の拡大から「ヒト」を防護するためには、健康管理や感染が判明した場合の連絡・対応体制などを整備しておく必要があります。そのほかにも、スタッフの心のケアや疲労管理などの仕組みも整備しておく必要があります。

●引用文献
1）中小企業庁事業環境部経営安定対策室：中小企業 BCP（事業継続計画）ガイド：緊急事態を生き抜くために．平成 20 年 3 月，2008.
〈https://www.chusho.meti.go.jp/keiei/antei/download/bcp_guide.pdf〉
2）Kanno T, et al：Resource-centric business continuity and resiliency planning. Proc 8th REA Symposium Embracing Resilience: Scaling up and Speeding up: DOI: Kalmar, Sweden, 2019. 24-27I. 〈https://doi.org/10.15626/rea8.21.〉

リソースを中心とした BCP 作成の流れ

本節では、**表 3-2** に示したリソース確保と活用のための各対策・対応を計画する大まかな流れを説明します（具体的な作成方法例：4 章参照）。

BCP 作成において重要なことは、作成が義務づけられたからといって、見よう見まねで中身を伴わない計画を形だけ整えることではなく、自分たちの事業所の実状を理解しながら実効性のある対策・対応を一つひとつ確実に準備、計画していくことです。

説明の都合上、順序立てて説明しますが、必ずしもステップ・バイ・ステップで行うことを意図したものではありませんし、そのようにして作成できるわけでもありません。実際には、できるところから部分的に作成しつつ、各ステップを行ったり来たりすることで具体性や網羅性を高めたり、整理したりすることになります。

1 重要業務と重要リソースの把握

「リソース中心」の BCP を具体的に作成するためには、どのようなリソース（ヒト・モノ・カネ・情報）があるのかを把握しておく必要があります。特に、それが不足、あるいはないことによって事業継続に大きな支障が出る可能性のある重要リソースを把握しておくことが必要です。

そのために、まず、平時の業務でどのようなリソースを使っているのか、そして、災害時の対応で新たにどのようなリソースが必要とされるのかといった観点からリソースを列挙します。一方、リソースは業務や災害対応で必要とされるものなので、業務や対応を先に整理し、そこで必要となるリソースを考えることで列挙することもできます。

実際に BCP を作成する際は、これら 2 つの方向から考えることでリソースの列挙がやりやすく、網羅性が上がると考えられます。また、**表 3-3** に代表的なリソースの分類とその例の一覧を示します。このような分類表を参照しながら、リソースを列挙、整理してもよいでしょう。

表3-3　代表的なリソース分類とその例

分類			例
ヒ ト	スタッフ	経営者	—
		事務職	経理、ICT・設備
		専門職	看護師、セラピスト、ケアマネジャー
		その他	—
	利用者	利用者・家族	—
モ ノ	消耗品	医療資器材	医薬品、診療材料、等
		生活用品	トイレットペーパー、ゴミ袋、文房具、タオル、ラップ、等
		食料・飲料水	非常食、ミネラルウォーター、水道水
		燃料	カセットボンベ、プロパンガス、ガソリン、灯油、軽油、等
		電源	電池、バッテリー、非常用発電機
		その他	—
	非消耗品	医療機器	血圧計、体温計、パルスオキシメーター、AED、等
		生活用機器	TV・ラジオ、冷蔵庫、エアコン、懐中電灯、台車、等
		移動手段	自動車、バイク、自転車、電動アシスト自転車
		通信機器・手段	固定電話、FAX、（ノート）PC、スマホ・携帯電話
		その他	—
	施設・設備	建物・部屋	エレベーター、通路、事務所、会議室、等
		ライフライン	上下水道・トイレ、都市ガス、電気、通信・インターネット、公共交通機関、等
		その他	—
カ ネ	—	現金・預金	人件費、仕入、家賃、通信・水道光熱費、交通費、等
		クレジット	
		その他	
情 報	—	紙情報	連絡先、利用者情報、業務記録、雇用情報、等
		電子情報	
		その他	

2 リソースリスクの想定

1 損失状況とその原因

　災害現象によって生じるリソースへの被害・問題（リソースリスク）を具体的に想定すると、防護計画や修復計画などが立てやすくなります。ここで想定すべき内容は、事業所の周りでどのような災害や被害が起こり得るかといった、いわゆる災害想定にとどまらず、「ヒト」「モノ」「カネ」といった各リソース

が災害現象でどのような被害や問題が生じるかといった、リソースに起こり得る損失状況とその原因を想定します。

　具体的には、壊れる、濡れる、汚れる、燃える、なくなる、疲労する、感染する、亡くなる、参集できない、といった損失状況、それらの被害や問題を引き起こす可能性のある揺れや火災、設備の破損、公共交通機関の不通、といった**原因**などを想定します。リソースリスクを具体的に想定することによって、たとえば、地震の揺れによって壊れるリスクがあるから棚の固定や緩衝材の使用といった壊れることを防ぐ防護対策を行ったり、本来使い捨てるものを節約のために使い続け、汚れて使えなくなるリスクがあるから洗って消毒することで使えるようにする、といった具体的な修復対策の必要性に気づけたりします。

2 災害フェーズによる変化

　このようなリソースリスクは、災害フェーズによっても変わってきます。たとえば、「ヒト」を考えると、地震のような急性的な災害現象の場合は、発災直後は、怪我をする、連絡がつかない、公共交通機関が止まって出勤できないといったリスクが想定できますが、発災後数日間では、不慣れな状況下での対応や時間外での業務を余儀なくされて疲労が蓄積し体調不良になるといったリスクなども生じてきます。さらに長期的対応を考えると、燃え尽き症候群などによる休職・離職といったメンタル面に起因するリスクも生じてくることが想定できます。

　リソースリスクの想定でさらに注意すべきは、たとえば、コロナ禍による感染防止対策で防護服や消毒液が必要になったように、対策や対応を実施するために新規や追加のリソースが必要となる場合です。その際は、それらに対して改めてリソースリスクを想定し、対策・対応を考案する必要があります。また、対策・対応を考案する段階で、重要リソースの存在に気づくこともあります。

3 リソース中心の BCP の三原則に沿った対策・対応の考案

　重要リソースが列挙できたら、**表 3-2** の 1 から 6 の対策・対応を考えていきます。リソースリスクが具体的に想定できていたら、それらに対する対策・対応を立案することはさほど難しくはないでしょう。先述したように、各リソースに対して「減らさない」「活用する」「増やす」の三原則の対策・対応が、不足なく準備できているかを確認しながら進めることが重要です。

　ただし、必ずしもすべてのリソースに対して三原則の対策・対応が立てられるわけではないので（たとえば、情報は消費・占有されるリソースではないので増やせません）、可能な対策・対応から整備していくことが肝要です。

1 業務トリアージ

　三原則の「リソース活用」の中の「業務トリアージ」は、災害時（リソース不足時）に事業を継続するための中心的な対策・対応になるため、BCPにおいて特に重要です。業務トリアージは見方を変えると、"行わない"ことを計画することです。そのため、防護や再調達のように何かを"行う"対策・対応と内容や性質が異なるので注意が必要です。

　業務トリアージの目的は、重要業務にリソースの使用を集中し、その他の業務を縮小・中断する（"行わない"）ことによって限られたリソースを有効に使うことです。

　業務トリアージを行うために平時にやらなければならないことは、事業所が日々行っている、あるいは災害時に行うであろうさまざまな業務の重要度をあらかじめ分類しておくことです。

2 業務の重要度分類

　業務の重要度は、利用者の視点、訪問看護事業者としての使命、地域での役割、法人の中での位置づけ、営利企業としての視点などのさまざまな視点を考慮して、各事業所の事情に合わせて評価する必要があります。特に、災害フェーズによって各業務の重要度は変わってくるため、災害発生からの時間経過を考慮することも必要になります。

　一方、実際の災害時にどの業務が実施可能か、あるいはどこまで継続可能かは、災害状況（リソース不足状況）によって異なります。そして、自分たちの事業所がどんな災害に遭遇し、実際にどの程度の被害が出るかは、起きてみるまで誰にもわかりません。また、縮小・中断のやり方は必ずしも一通りではありません（頻度の縮小や総数を減らすなど）。

　そのため、前もって被害状況やその復旧状況を想定し、業務ごとにそれらに対する縮小・中断の内容や程度を細かく決めておくことは、難しいと思われます。

　同じ理由で、想定に基づいた事業影響度評価や事業継続目標を具体的に設定することも、実践的ではありません。むしろ、実際の災害では、刻々と変化する災害状況に応じて臨機応変に対応することが求められるため、状況想定に基づいた縮小・中断のための詳細な計画ではなく、リソース状況に応じて柔軟に、重要度の低いものを中断・縮小しつつ、重要度の高いものから継続あるいは復旧に注力することができるように方針を準備しておくほうがより実践的です。そのための方針が業務の重要度分類です。まずは、業務の重要度あるいは重要度分類を明確にし、その認識をスタッフや利用者間で共有しておくことが大切です。

4 必要なリソース量の把握

　重要リソースの把握と業務の重要度の整理、三原則に基づいた対策・対応の立案ができたら、災害時の事業継続の全体像はすでに明確になっていると思います。逆にいうと、この3つの作業がBCP作成の本質になります。さらに実効性の高いBCPにするためには、各業務で必要とされるリソースとその数量を見積もることが必要になってきます。

　業務に必要となるリソースの数量が把握できると、たとえば、備蓄や予備の適切な数量を見積もることができます。また、調達が滞ったときにどの程度の間、重要業務を継続できるか、あるいは重要業務を継続するためにはいつまでに必要なリソースを再調達しなければならないか、さらにはどこまで事業を縮小・中断しなければならないのか、などについて予測ができるようになります。

　こうした予測を事前に行うことは、言い換えると、リソース数量に基づいてBCPの実効性を定量的に評価していることになります。このような、リソースの数量に基づいた「リソース中心」のBCP評価の詳細については本書では扱いませんが、リソースの観点からBCPの実効性の評価を行うことによって、自事業所における災害時の事業継続力の現状を定量的に把握し、それに基づいて足りない対策・対応を追加したり、場合によっては方針や目標を修正したりといった事業継続に関するPDCAサイクルを回すことができるようになることが期待できます。

5 リソース中心に考える利点

1 明確性

　事業や業務といった概念は、人によってイメージが異なり、その単位や区切り方に明確な基準がないため、ある人が1つの業務として括っていることをほかの人は2つに分けて考えていたり、まったく異なる粒度で業務を捉えていたり、といったことがよく起こります。そのため、このような単位や区切りが曖昧な業務を中心にBCPを考えようとすると話がかみ合わなくなったり、話が前に進まなくなったりしがちです。

　一方、リソースは、その多くが数えられたり、量ったりすることができ、単位が明確です。また、知識や技能のように形がなくて数えられるものではなくても、数えられるもの（たとえば人）に付随していたりするため、定義やイメージが明確です。そのため、業務を中心に考えるよりもリソースを中心に考えたほうがBCP作成が容易になることが期待できます。また、業務を継続する方

策を考えるようにいわれても、どこから手をつけたらよいかわかりにくいですが、リソースを守り、増やし、活用する方策を考えるとなると、具体的な方策も考えやすくなります。

2 共通性

さらに、リソースに対してとれる対策はほかの事業所でも共通して行える対策であることが多いため、他事業所の BCP を模倣して作成することが容易になることも予想されます。そして、必要なリソースが確保さえできれば、災害時の不慣れな状況下であっても事業の継続を可能にすることは比較的難しくないはずです。これがリソース中心に BCP を考える利点です。

一方、ほとんどのリソースはその仕入れ先や電気、通信といったライフライン事業者など、自分たちの事業所以外の組織や企業に大きく依存しています。このようなリソースの外部依存の影響は備蓄によってある程度は抑えることができますが、それだけで災害時に長期にわたって事業を継続することは困難です。このことは災害時の事業継続が一事業所にとどまらない、地域やサプライチェーン全体の問題でもあることを意味しています。

本書によって、一足飛びに他事業所・他企業との BCP 連携や地域の活動継続計画の作成とまではいきませんが、自分たちの事業所がどのようなリソースをどの程度他組織・企業に依存しているかを把握しておくことは、そのための大きな一歩になります。

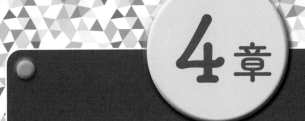

BCP 作成の方法

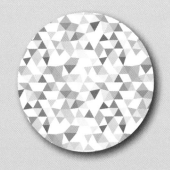

1

リソース中心の 9 Step による BCP の作成手順

　前述のように、BCP は、危機的状況が発生した際に、事業所が事業継続するための行動計画を示す文書となります。この文書には一般的に、災害時の組織体制や BCP の発動基準に関すること、事業継続において重要な業務および想定されるリスクや具体的な行動手順などが記載されます。

　一方、BCM（事業継続マネジメント）は、経営レベルの戦略的活動として位置づけられるもので、BCP 策定や維持・更新、事業継続を実現するための予算・資源の確保、事前対策の実施、取り組みを浸透させるための教育・訓練の実施、点検、継続的な改善などを行う平時からのマネジメント活動です。

　これから行うリソース中心の BCP 作成の Step そのものが、BCM の一部でもあります。そのため、方針の策定、リスクの分析、対策の検討、研修／演習の計画の策定、BCP の明文化を行っていきましょう。

　それでは、ここから実際の BCP の作成手順（**図 4-1**）を 9 つの Step に沿って、具体的に説明していきます。

図 4-1　リソース中心の BCP の作成手順と各 Step のポイント

Step1：基本方針、推進体制の決定	すべての判断の基本となる方針を検討決定
Step2：災害等における地域特性の把握	自事業所の地域の地理的な特徴や地域特性を把握
Step3：重要業務の選定	平時業務をリストアップ。業務トリアージをして、「継続」となった業務を「重要業務」に選定
Step4：重要業務に必要なリソースの把握	重要業務を行うために「ヒト」「モノ」「カネ」「情報」「利用者」のリソースを把握
Step5：リソースリスクの想定	災害発生後に損失・不足するリスクをリストアップ
Step6：リソースリスクに対する対策・対応の検討	災害発生後の時間軸で検討。リスクに対する対策ごとに「減らさない対策・対応」「活用する対策・対応」「増やす対策・対応」の三原則に沿った視点でより具体的に検討
Step7：事業継続計画サマリの作成	今まで検討してきた内容を 1 枚のシートに集約
Step8：事業継続計画上の平時からの取り組み	平時から対策できることへの取り組み
Step9：BCP の明文化	今まで検討してきた平時からの対策と緊急時〜復旧期の対応を事業継続計画として明文化

1 Step 1：基本方針、推進体制の決定

まず、自事業所の事業継続計画・事業継続マネジメントの根本となる基本方針を決定します。基本方針は、「有事の際にどのような方針で行動するか」について事業所、組織の運営方針や考え方、自事業所・組織として大切にしたい価値観を鑑みて記載していきます。判断に迷った時に立ち返る部分（方針）にもなります。今一度、事業運営を振り返ってみましょう。

BCP は事業を継続するための計画であり、方針によって大きく内容が変わってきますので、限られたリソースの中で事業運営をしていく上で、まず一番に何を守り、事業を続けていくのかについて考え、言語化してみましょう。

推進体制は、災害発生時はもとより、平時の意思決定をする機関やフローを明確にしておくためにも検討しておきます。事業所管理者など、責任者を1人だけにしてしまうと、その人と連絡がとれなくなった場合に意思決定ができなくなる、事業所の機能が麻痺してしまうというリスクがあります。そのため、組織規模に応じて第1、第2、第3と組織全体や、事業所ごとで権限委譲をしつつ、有事の際にもタイムリーな意思決定が行えるような体制を構築しておくことが重要です。

2 Step 2：災害等における地域特性の把握

ここでは、事業所の周辺地域の自然災害等の発生リスクや想定される被災状況について把握しておきます。事業所が、雪の降る地域、台風の多い地域、海側に近い地域、河川に囲まれた地域、山に近い地域、埋立地の地域、古い民家が多い地域など、事業所の立地条件によって自然災害等のリスクの発生頻度が大きく変わってきます。また、それによって対策や方針も変わってきます。そのため、まずは地域のハザードマップを確認して、地域のリスクを適切に把握することが BCP を検討する上での第一歩です。地域のハザードマップは、市区町村のホームページに記載されていますので、BCP にも記載して適切な情報にアクセスできる状況にしておきましょう。

3 Step 3：重要業務の選定

ここからはワークシート（**表4-1〜4**）を活用しながら、平時の事業所の業務内容やリソースを把握し、リスクの分析、対応・対策の検討を行っていきます。

まずは、災害が発生した時に自組織、自事業所の事業を継続するために必要

表 4-1　重要業務の選定

平時業務		業務トリアージ（継続／縮小／中断）		
		72 時間以内	72 時間-1 カ月	1 カ月以降
訪問看護業務				
記録業務				
請求業務				
スタッフ管理業務				
労務関連業務				
会議・委員会等業務				
物品管理業務				
地域活動業務				
経営管理業務（キャッシュフロー管理）				
その他				
災害直後追加業務		タイミング		
		72 時間以内	72 時間-1 カ月	1 カ月以降

な「重要業務」の選定を行っていきましょう。

「重要業務」の選定を行うために、**表 4-1** を使って、自然災害などが起こっていない「平時業務」をリストアップしていきます。

このワークシートには、「平時業務」を想起しやすいようにカテゴリを示しています。カテゴリの「訪問看護業務」「記録業務」「請求業務」「スタッフ管理業務」「労務関連業務」「会議・委員会等業務」「物品管理業務」「地域活動業務」「経営管理業務（キャッシュフロー管理）」「その他」に沿って挙げています。

訪問看護事業所では、利用者へのサービスの提供だけでなく、カンファレンスや請求業務、労務管理等、さまざまな業務があるので、具体的に記載してみるとよいでしょう。

次に、列挙した「平時業務」を、災害が発生した「直後」「災害後 72 時間」「災害後 1 カ月」という時間の経過ごとに、「継続」する業務、「縮小」する業務、「中断」する業務と分けてみます（業務トリアージ）。ここで、「継続」となった業務が「重要業務」ということになります。

業務を「継続」「縮小」「中断」とトリアージしていく時には、以下の視点で判断していくとよいでしょう。

・**事業者として経営・運営していく視点**

　事業所の経営・運営を継続していくために、事業収益を得ていく必要があります。「平時業務」の中で、事業収益に大きく影響のある業務は、「継続」もしくは一時的に「縮小」しながらも継続することが必要となります。

・**訪問サービスを受ける利用者の生活や生命を維持、保護するための視点**

　災害等が発生する前から担当している利用者に対しては、訪問サービスを提供する責任を訪問看護事業所が有しているため、提供責任を全うすることが必要となります。有事の際に、すべての「訪問看護業務」を平時と同様に提供することは困難なため、事業所の特徴を加味した判断基準で、「訪問看護業務」の「継続」「縮小」「中断」を検討する必要があるでしょう。

・**自事業所が地域の医療・介護資源であるという視点**

　訪問看護事業所は、その地域で、医療機関、介護事業所の役割を担い、地域のエッセンシャルワーカーでもあります。そのため、できる限り、地域から求められる役割を全うできるよう取り組んでいくことが望まれます。

次に、災害時に追加で発生する業務（災害時追加業務）をワークシートの下段に書き込みましょう。そして、ここでは「72 時間以内」「72 時間〜1 カ月」「1 カ月以降」それぞれの発生するタイミングに「○」をつけましょう。この

作業を行うことで、災害時追加業務がいつ発生して、いつまで必要なのかを知ることができます。

4 Step 4：重要業務に必要なリソースの把握

次に、「重要業務」を行うために必要なリソース（ヒト・モノ・カネ等）をリストアップしていきましょう。ここでは、**表4-2**を活用します。まずは、左列に、**表4-1**で洗い出した「重要業務」を記載していきます。そして、「重要業務」ごとに、その業務を行うのに必要なリソースを具体的に記載していきましょう。

「平時業務」ではどのようなリソースを活用し、災害が発生した後の対応では新たにどのようなリソースが必要となるかという視点でリストアップしていきます。

例えば、「ヒト」の場合は、どんな資格を持ったスタッフが何人くらい必要か、「モノ」の場合は、どのような種類で量はどのくらい必要かなど、平時の状況を思い返しながら記載してみましょう。

このステップでは、どの種類のリソースが、どの程度必要かについて検討する機会となります。そして、検討する中で新しい「重要業務」が出てきたら列

表4-2 重要業務に必要なリソース

重要業務／リソース	ヒト	モノ	カネ	情報	利用者
重要業務：					
重要業務：					
重要業務：					
重要業務：					
重要業務：					
リソースリスクの想定（損失リスク・不足リスク）					

を追加して記載しておくとよいでしょう。

5 Step 5：リソースリスクの想定

　「重要業務」を行うために必要なリソースのリストアップができたら、次に「リソースリスク」を想定していきます。ここでいう「リソースリスク」とは、自然災害等の発生後のリソースの損失や不足だけにとどまらず、その原因まで含まれます。それらを想定して**表4-2**の下部に、リソースごとに具体的に記載してみましょう。

　たとえば、リソースの「ヒト」では、「自然災害が発生してスタッフが参集できない可能性がある」ではなく、「公共交通機関が不通になることより、利用しているスタッフが5割以上出勤できない可能性がある」など、原因も踏まえてできるだけ具体的に記載するとよいでしょう。

　また、災害発生後からの時間経過の「時間軸」も意識しておきましょう。上記の例では、災害発生直後は、「公共交通機関を利用している5割以上のスタッフが出勤できない可能性がある」ことになりますが、災害発生後1カ月後には、災害対応に伴う身体的・精神的負担から、「過大なストレスによりスタッフが適応障害等になる可能性がある」「バーンアウト等によりスタッフが退職する可能性がある」等が「ヒト」というリソースのリスクとして想定できるでしょう。このように、より実効性のある対策・対応を検討するためにも、「リソースリスク」の状況やその原因について、具体性を意識して記載してみることがポイントです。

6 Step 6：リソースリスクに対する対策・対応の検討

　「リソースリスク」の想定ができたら、次は**表4-3**を活用し、その「リソースリスク」に対する対策・対応を検討していきます。

　まず、**表4-2**で記載した「リソースリスク」を「時間軸」（災害直後、72時間以内、1カ月以内、それ以降、平時）で記載しなおしてみましょう。記載しなおしてみることで、「時間軸」をより意識でき、また、「リソースリスク」の想定ができていなかった部分にも気づくかもしれません。追加する必要のある「リソースリスク」があればその都度追記していきましょう。

　次に、「時間軸」で分けられた「リソースリスク」ごとに対策・対応を検討していきましょう。そして、ここで、「（組織）体制」や「利用者」についてもリスクを検討しておきましょう。

　「体制」については、災害発生後に、組織体制がどのような状況になるかを想定し「時間軸」でリスクを列挙します。また、「利用者」についても、災害

表 4-3　リソースリスク対策

リソースリスク対策		時間軸	リソースリスク時系列順に記載。ずっと発生していることについては、全列に記載	対策・対応		
				減らさない対策・対応：「防護」「備蓄・予備」	活用する対策・対応：「代替・節約」「業務トリアージ」	増やす対策・対応：「調達」「修復・回復」
体制		直後				
		72 時間				
		1カ月以内				
		それ以降				
		平時				
リソース	ヒト	直後				
		72 時間				
		1カ月以内				
		それ以降				
		平時				
	モノ	直後				
		72 時間				
		1カ月以内				
		それ以降				
		平時				
	カネ	直後				
		72 時間				
		1カ月以内				
		それ以降				
		平時				
	情報	直後				
		72 時間				
		1カ月以内				
		それ以降				
		平時				
利用者		直後				
		72 時間				
		1カ月以内				
		それ以降				
		平時				

Point

・対策・対応の三原則のどれに当てはまるか悩む場合、まずは思うところに記載してみましょう。そして、何をするため（減らさないため、活用するため、増やすため）にその対策を行うのか、改めて考えてみましょう

・時系列の視点により、追加で気づいたリソースリスクについては、どんどん追記しましょう

・すでに行っている対策・対応はもちろん、取り組めていない対策も記載していきましょう

発生後、事業継続の視点から「利用者」にどのようなことが起こるか想定してみましょう。

　たとえば、災害の「直後」は、災害発生前から担当していた「利用者」の安否の確認ができなくなる可能性があり、「72 時間」では、利用者の死亡・入院・遠方への避難等によって、訪問サービスが提供できなくなる可能性があります。このような損失・不足のリスクについても検討しておきましょう。なお、平時についてはリスクがありませんので、記載不要です。

　次に、対策・対応を検討していきます。「減らさない対策・対応（防護／備蓄・予備）」「活用する対策・対応（代替・節約／業務トリアージ）」「増やす対策・対応（調達／修復・回復）」の三原則（**3 章-1-3 p.31～32 参照**）の視点で

考えることで、より具体的な対策を考えられるでしょう。「平時」の対策・対応欄には、平時に取り組める対策・対応を記載していきましょう。もちろん、事業継続計画を立案している現段階で準備できていない対策があっても構いません。

7 Step 7：事業継続計画サマリの作成

ここからは、今まで検討してきた内容をまとめた「事業継続計画サマリ」を作成していきましょう。**表 4-4** を活用して、リソースの「ヒト」「モノ」「カネ」「情報」の欄に、まず「リソースリスク」を転記していきます。その後、**表4-3** で作成した対策・対応を災害発生後、「72 時間」「1 カ月以内」「それ以降」「平時」の「時間軸」に沿って記載してみます。なお、「体制」「利用者」についても同様に記載していきましょう。

ここまでで、事業継続計画を立案するために、「重要業務」の選定、重要業務に必要なリソースの把握、「リソースリスク」の想定とそれに対する対策・対応の検討を行うことができ、それらを 1 つの「事業継続計画サマリ」としてまとめることができました。

有事の際には、手順を追って取り組むことが困難になるため、このようにサマリとしてまとめておくことで、対策の全体像が把握しやすくなり、発災後の

Point
- 「事業継続計画サマリ」では、リソースリスクを時系列に分けてはいませんが、できるだけ発生順序を意識して記載するようにしましょう

- 「事業継続計画サマリ」には、これまで検討してきた内容をまとめていきますが、重複部分の統合や言い回しの修正などを行い、わかりやすく記載するように意識しましょう

表 4-4　事業継続計画サマリ

| 事業継続計画サマリ | | リソースリスク*1 | 対策・対応*2 | | | | 平時 |
			直後	72 時間	1 カ月以内	それ以降	
体制							
リソース	ヒト						
	モノ						
	カネ						
	情報						
利用者							

＊1 「リソースリスク」とは、災害発生後リソースが損失・不足する原因
＊2 減らさない対策・対応：「防護」「備蓄・予備」／活用する対策・対応：「代替・節約」「業務トリアージ」／増やす対策・対応：「調達」「修復・回復」

現状把握やその先に何を備えておくべきかの情報・思考を整理する助けとなります。

8 Step 8：事業継続計画上の平時からの取り組み

　事業継続計画は、有事の際に事業を継続するための計画という視点から、有事の際の取り組みが重要視されがちですが、そのためには、平時からいかに有事のリスクを想定し、そのための対策や準備を行っておくことが大切です。

　ここでは、リソース中心のBCPの考え方をもとに作成した「事業継続計画サマリ」（**表4-4**）を参照しながら、平時からの取り組みに着手していきましょう。

1 事業継続計画内で対策・対応に取り組めていない業務のリストアップ

　これまで説明した「リソース中心のBCP」では、リストアップした「平時業務」から「業務トリアージ」により優先度を検討して「重要業務」を選定（Step3）し、次に「重要業務」に必要なリソースを列挙（Step4）して、「リソースリスク」とその対策を検討（Step5）しました。また、この際に、災害フェーズ、「時間軸」の視点も踏まえて検討を行うことで、より網羅性のある事業継続計画が作成できるようになっています。

　「時間軸」としては、災害の「直後」「72時間」「1カ月以内」「それ以降」「平時」について、発災直後から時間経過とともに復旧フェーズに移行する中で、それぞれの時期に発生するであろう「リソースリスク」とその対策を記載してきました。また、「平時」にはこれらの対策を実施する上で必要となる備え等が記載されています。

　ここで検討された対策には、自事業所としてすでに取り組んでいる対策と、現在のところまだ着手できていない対策（この作業の中で新たに見えてきた対策を含む）がありますが、これらについて着手していくことが、平時の事業継続計画への取り組みにおいて非常に重要であることはいうまでもありません。ただし、重要性は感じていても、なかなか行動に移すのは難しい場合もあるでしょう。ここでは、それらに取り組むための考え方や進め方について紹介していきます。

　最初の作業としては、「事業継続計画サマリ」で挙げられた「平時の対策」について列挙していき、それらを次のように3段階に分類していきます。まずこの作業の中で、平時の対策には何があり、今後何に取り組むべきかが見えてきます。

- ・取り組めている
- ・取り組めているが課題が残る（この場合は、課題部分も記載）
- ・取り組めていない

2 取り組めていない業務の優先度、期限、担当者の選定

●取り組めていない業務の優先度の検討

上記で分類したうち、「取り組めているが課題が残るもの」「取り組めていないもの」それぞれの優先度の検討を行っていきます。

優先度の検討の際には、一般的なタスク管理では緊急度と重要度のマトリクスでの分類が用いられることが多いですが、事業継続計画の取り組みは、災害が発生していない平時では、どれも緊急度は低いものになってしまうので、ここでは重要度と単純度で判定を行います。重要度は「高い」「中等度」「低い」で判定していきます。

単純度は単純であるか複雑であるかで、ここでいう「単純」とは、取り組みのアクションが明確であるということを指しています。取り組みが何段階ものステップによって達成されるものなどは複雑であり、取り組みの障害が大きく、最初に取り組むものとしては行いづらく、結局取り組めなかったとなりかねません。

重要度と単純度の分類ができたら、「重要度が高く単純なもの」「重要度が低く単純なもの」「重要度が高く複雑なもの」「重要度が低く複雑なもの」の順に取り組むと進めやすいと思います。重要度だけの分類であれば重要度が高いものから取り組むとよいでしょう。

●取り組みの実効性を高めるための工夫

また、それぞれの取り組みについて5W1Hでアクションを記載すると、より取り組みの実効性を高めることができます。

まず、5W1Hとは、いつ（When）、どこで（Where）、だれが（Who）、何を（What）、なぜ（Why）、どのように（How）といった、英単語の頭文字を取った要素に沿って情報を整理するというものです。5W1Hを用いて行動をより具体的にすることでアクションが明確になり、実効性が高まるとされています。この作業の中では、5W1Hのうち、特に、いつまでに、だれが、どうやって取り組むのか、また、何の「リソースリスク」に対しての取り組みなのかという項目については記載しておくとよいでしょう。

平時の対策を確実に実行することが事業継続計画においては非常に重要なポイントになるため、できることからでよいので、平時から1つずつ実行して、事業継続計画を確かなものにしていきましょう。

3 研修および訓練（研修）計画の作成

　BCP がただの紙切れにならないためにも、研修や訓練を実施することが事業継続マネジメント（BCM）の視点では重要になってきます。対策を立て準備ができていたとしても、それが周知されなければ、有事の際にどのように実行したらよいかわからず、せっかく立てた対策が意味のないものになってしまいます。また、BCP は限られた人だけが知るものではなく、研修や訓練を行う上でも、ある程度権限委譲して、たとえ担当者不在であっても機能するものであることが必要です。

　なお、BCP のすべてを全スタッフが理解しておくことは困難ですので、研修や訓練の計画を作成する上では、まず全スタッフが理解し行動すべき項目の選定が重要になります。

　そのような視点で考えていくと、指示がなくても、スタッフ自身が考え行動しなければなりません。そのためにも発災直後の行動、対策については全スタッフが理解しておく必要があります。このため、発災した時に、組織がどのように情報を発信し、個々人がどのように行動するのかについて明確に取り決めて周知をしていきます。この周知の過程では、知識的な情報提供（研修）と、実際の発災を想定した訓練を実施していきます。

9 Step 9：BCP の明文化

　本項ではここまで、BCP に関する要素をリソースの視点に沿って検討してきました。ここからは、具体的に文章化し、文書にまとめていく作業を行っていくわけですがその方法については次項で詳しく述べていくこととします。なお、その際の参考例として、2 章で紹介した全国訪問看護事業協会「自然災害発生時における業務継続計画（BCP）—訪問看護ステーション向け—」に沿って記載する方法を解説します。

2 BCP の明文化の方法
——全国訪問看護事業協会「自然災害発生時における業務継続計画（BCP）—訪問看護ステーション向け—」を参考に

　全国訪問看護事業協会「自然災害発生時における業務継続計画（BCP）—訪問看護ステーション向け—」（以下、「自然災害発生時における業務継続計画（BCP）」）は 2 章で紹介した通り、「リソース」と「時間軸」によって、リソース中心の BCP の作成手順（**本章 1 p.42~52**）と同様の考え方で構成されています。そのため、この「自然災害発生時における業務継続計画（BCP）」のひな型に沿って、より具体的に記載していくことで、事業所の特色を踏まえた BCP が完成します。

　そこで、「自然災害発生時における業務継続計画（BCP）」の概要についてはすでに **2 章-2（p.22~25）** で紹介しましたが、ここでは本 BCP の構成である、「総論」「平常時の対応」「緊急時～復旧における事業継続にむけた対応」「地域・他組織との連携」という流れに沿って、具体的に各項目の意味や記載方法について説明していきます。

1 章
2 章
3 章
4 章
5 章
6 章

1 総論

　総論は、「基本方針」「推進体制」「リスク把握」「優先業務の選定」「災害情報の把握」「研修・訓練の実施、BCP の検証・見直し」で構成されており、ここから BCP の根幹となる方針や体制、リスク情報、重要業務、情報収集源、研修および訓練体制について、全体の方針が理解できます。

● 基本方針・推進体制について

　「基本方針」「推進体制」については、前述の通り、BCP の方針の軸になるため、一番最初に記載する順序となっています。リソース中心の BCP の作成手順（**p.43**）の中で検討した内容を記載しましょう。

● リスク把握について

　まず方針や体制について、次に事業所周辺の地域特性を知るために「リスク把握」について記載します。ここではリソース中心の BCP の作成手順の「災害等における地域特性の把握」（**p.43**）でリストアップした内容を盛り込んでいきます。ハザードマップを添付する場合には、データ添付、画像添付、資料

添付など、BCP内ですぐにアクセスできる方法（別ファイルで保管などではなく）で記入しておきましょう。

● 優先業務の選定について

ここでいう「優先業務」とは、リソース中心のBCPの作成手順での「重要業務」（p.43~47）と同義ですので、手順の中で抽出された重要業務を記載していきます。

● 災害情報の把握について

災害時にはまず正確な情報、タイムリーな情報の把握が非常に重要となります。有事の際に、情報を探すために右往左往することは、意思決定の遅延に伴う被害の増大や間違った情報による間違った意思決定に繋がる可能性があります。そのようなことがないよう、必要な情報がどこにどのように発出されるのかを平時から調べて、アクセスしやすいように列挙しておきましょう。

そうしておくことで、有事の際に素早く、正確な情報収集を行うことができるほか、ここで情報源を調べる過程そのものが災害知識の習得にも繋がります。

● 研修・訓練の実施、BCPの検証・見直しについて

最後に、「研修・訓練の実施、BCPの検証・見直し」では、研修や訓練は何をいつ行うのかや、BCPをいつ見直すのかについて記載します。リソース中心のBCPの作成手順の「研修および訓練（研修）計画の作成」（p.52）でリストアップした研修や訓練について、机上の空論にならないように、実効性のあるBCPを完成させるためにも、対策を立てるだけではなく、周知や訓練の計画も示しておきましょう。

2 平常時の対応

ここでは、リソースである「人的資源」「物的資源」「財務資源」「情報資源」「利用者」について、平常時に把握しておくこと、取り組むべきことをそれぞれ記載していきます。リソース中心のBCPの作成手順では、「リソースリスクに対する対策・対応の検討」（p.47~49）、または「事業継続計画サマリ」（p.49 表4-4）で「平時」に記載した項目を参考にします。まずは、最も重要なリソースであるといえる人的資源について検討していきましょう。

1 人的資源

人的資源については、指示命令系統を明確にし、有事の際に誰がどのように動くかについて認識をすり合わせます。また、災害別の事業所内外での避難場

所・避難方法についても確認しておきます。ここでは、「リスク把握」の内容を踏まえ、地域特性に応じた災害リスクを参考にするとよいでしょう。

　自事業所の人的資源に生じうるあらゆる問題を想定して、その対応策について記載しておきましょう。前述したリソース中心のBCPの作成手順の中でも繰り返し行いますが、リソースリスクを想定しておくことは、具体的で効果的な対策立案をしていく上で非常に重要です。

● 緊急連絡（安否確認）の方法について

　発災時にいかに早く、正確にスタッフの安否確認をするかはその後の事業運営に多大な影響を与えることになるので、安否確認についてはしっかりと考えておきましょう。

　検討する際には事業所の特性（スタッフの特徴や事業所のICT化の状況など）を踏まえて、できるだけ平易で素早くできる安否確認方法を決定し、その周知を徹底しましょう。

● 職員の参集基準について

　参集基準とは、どのような状況の場合に誰が事業所に集まるのか、または集まらなくてよいのかという基準です。この基準を決めておけば、有事の際に連絡を取らなくても、スタッフが招集について自ら判断でき、また家族に要配慮者がいるスタッフであれば集まらなくてよいと判断できるように、スタッフと共有してしておくことも必要です。

● 職員のシフト調整等のリスクと対策について

　人的資源のリソースリスクでは、職員のシフト調整等のリスクも記載されたと思いますが、それらに関する問題を想定し、対応策を検討しておきます。ここでは、災害時に何が理由となって出勤ができなくなりそうか、そのリスクについて、例えば被災後何日間でどのくらいの人数が出勤できるかなど、状況等を具体的に記載しておきます。

　さらに、現存スタッフの中で1日目、3日目、7日目にどのくらいのスタッフが出勤できるかについても把握しておくことで、発災後の人的資源（ヒト）がどの程度充足あるいは不足するかがより具体的に想定できます。それらとともに、シフト調整の原則についても検討し、記載しておくとよいでしょう。

● 労務管理上で生じるリスクと対策について

　発災後は限りあるリソースで運営していくため、過重労働になりがちで、中長期的に見た時に心身の不調をきたすことがあります。事前に意識しておくべきことをルールとして検討し記載しておきましょう。また、その上で、労務管

1
章

2
章

3
章

4
章

5
章

6
章

理上で生じる問題点を想定し、その対策を明記します。

　ここでは、記載例も参考にしながら、災害時に起こりうる労務管理上の問題点、およびその対策が取られているか、また、それが就業規則等に明記されているかなど検討していきます。さらに、災害時の労働災害となるリスクについても想定し、記載しておきましょう。

2　物的資源

　物的資源については、リソース中心の BCP 作成のステップを検討する上で自事業所の特徴を踏まえたさまざまな対策・対応が出てきますので、それぞれのポイントに沿って順番に検討、記載していきましょう。

● 建物・設備の安全対策について

　まず、地震に備えた耐震措置として、耐震基準や什器の落下、家具の転倒等のリスクを想定し、その対応策を記載していきます。

　また、風水害のための対策については、設備のひび割れによる浸水リスク、暴風雨による窓や屋外設備のリスク等を確認し、必要な対策を検討しましょう。事業所の立地の状況によっては、雪害等の対策も必要です。

● 停電や断水の際の対策について

　電気が止まった場合の対策については、電源が必要な設備の確認、電源確保対策の視点で列挙していきましょう。使用できないことで業務に支障が出る製品は何か、停電時でも環境が維持できる方法がないかなども検討します。

　また、水道が止まった場合の対策については、飲料水や生活用水の確保の視点で記載します。飲料水については、1人あたり1日2Lを目安に3日分の備蓄をしておきましょう。消費期限も考慮し、買って終わりではなく、中長期的な管理、ローテーションについても検討しておきましょう。

● 移動手段が使用不能の際の対策について

　職員が参集でき人的資源が確保できたとしても、移動手段が途絶されてしまった場合は訪問サービスが直接提供できなくなるため、移動手段は訪問看護の重要リソースの1つです。

　移動手段に関して、地域特性や自事業所の特性を踏まえて移動手段が途絶するリスクと対策を記載します。また、対策を講じても、途絶した場合にどうするかという点についても検討しておきましょう。

● 通信手段やシステムが麻痺した際の対策について

　通信は、どの事業所でも、発災後の情報集約、情報伝達においても重要なも

のになりますので、平時から利用している手段が途絶した場合にどのように連絡を取り合うかについて対策を検討し、記載しておきましょう。

次に、システムが停止した場合の対策について検討します。ここでいうシステムとは、看護記録や勤怠管理等で使用している ICT システムのことです。システムが停止しても最低限の機能が行えるように、バックアップ方法やアナログでの記録管理方法、クラウド管理の方法等を検討します。また、浸水をはじめとした物理的なリスクによるシステムの停止を防ぐ手段も講じておきましょう。

● 必要品の備蓄について

自事業所の特性やリソースリスクに合わせて、前記の飲料水や生活用水を含めて、必要な備蓄品を記載していきましょう。備蓄を考える際には生活備蓄と医薬品・衛生用品・日用品に分けて検討し、後者については平時から使用するものとして 1 カ月にどの程度利用するかを把握し、有事の際に仕入れができなくなったことを想定して、ストックしておく量の管理について、誰が在庫管理を行うのかも含めて明記しておきましょう。

● 関連業者の連絡先について

ライフラインやシステム管理のサポートデスク、不動産会社等の業者についても、有事の際に連絡することが想定されるため、連絡先探しに時間を要するようなことがないように、平時から一覧にまとめて、情報管理箇所を明確にしておくために、BCP にも記載しておきましょう。

3 財務資源

● 資金手当てについて

まず、自事業所の 1 カ月分の事業運転資金、事業が中断した際の入金状況、災害時に利用できる資金手当てについて、それぞれ把握します。

リソースリスクに対する対策を立てるにも、まずは現在の事業所の情報、状況を正確に把握しておくことが大切なので、この点はしっかり記載しておきましょう。特に、災害に備えた資金手当てについては、現預金はもちろん、災害時に利用できる火災保険や地震保険等の加入状況、内容についても把握しておき、必要時は内容の見直しも検討しましょう。また、保険証書等、詳細書類がすぐ確認できるように、保管情報も記載しておきましょう。

● 資金の確保・手配や支払いのやりくりに関する対策・対応について

次に、資金の確保・手配として、融資や助成金、補助金の情報について把握しておきます。有事の際には、さまざまな支援制度等が出るので、こういった

制度を有効に活用していくことも事業継続の上では重要になってきます。一方で、有事の際に一から調べる余裕はなかなか持てないので、前例から学び、過去の災害時に発出された支援制度の種類等や、それらの情報へのアクセス方法についても記載しておきます。

また、支払いのやりくりの対策・対応として、有事の際にも給与支払いや固定費支払いなどが滞りなく行えるような体制構築を検討しておきます。

● 事業収入減少に関する問題の想定と対応について

有事の際には、さまざまな理由で売上が減少するリスクを伴います。まずは現状の事業運営にどの程度の資金が必要で、そのための業務量がどの程度になるかを把握し、さらに有事の際に行ったイレギュラーな対応を後々の売上につなげるために必ず記録に残すことなど、記録方法を含め記載しておきます。有事の際には、どうしてもボランタリーな活動になりがちですが、後から補助金や助成金などの交付を受けられることもあるので、その際に実績として業務を評価してもらえるように、実施した訪問看護サービスや対応は必ず記録に残しておきましょう。

4 情報資源

● 連絡先一覧等の作成

自事業所の情報、職員の連絡先、利用者の連絡先について、それぞれ一覧等を作成しておきましょう。職員については、氏名、住所、連絡先だけでなく、本人の健康状況、家族の状況、緊急連絡先、災害時の出勤有無等についても記載しておくことで、有事の際の参集状況の予測把握にも役立ちます。なお、スタッフの入退社のタイミングでの更新を行い、常に最新の情報にしておきましょう。

また、利用者の連絡先一覧については、氏名、連絡先、住所だけでなく、主治医、担当ケアマネジャー、医療機器の使用状況や家族の介護の状況等も含めて記載しておくことも検討しましょう。情報が古くならないように、適宜一覧の内容の更新方法についても、担当者とともに明記しておきましょう。

5 利用者

ここでいう利用者とは、現在事業所で担当している利用者だけでなく、被災後対応する利用者も含まれ、その中で生じる問題を想定し、その対応策について検討します。

- 利用者の安否確認方法の検討、生活し続けられる状況の構築・個別支援計画の作成

　まず、すでに発災前から事業所で担当している利用者の安否確認方法を検討、発災後も生活し続けられる状況の構築、個別支援計画の作成について検討していきます。ここでは利用者の個別支援計画等をすべて転記するのではなく、3日以上自立して生活できる仕組みの調整、人工呼吸器を装着している利用者等の個別支援計画の作成、福祉避難所等への入所の可能性も視野に入れた開設者等の確認など、個別支援計画を作成する状況を明記し、現状の利用者に対して作成のアクションができているか確認をしておきます。

- 災害時の訪問看護サービスの取り扱いの契約時の説明

　利用者との契約時に、有事の際には予定通り訪問できない場合もある旨を契約書に記載し、きちんと説明しておきましょう。

- 被災後の新規利用者の獲得のための対応策

　被災時は、発災前から担当していた利用者の入院や死亡、訪問可能範囲外へ避難などにより、利用者が減少する可能性があります。そこで、新規利用者（新規顧客）を獲得するために、受け入れ可否の判断基準、受け入れ可能方法等を検討しておくことが必要です。

　また、避難所や福祉避難所等への訪問看護の提供、さらに自治体からの要請で新たな役割等を担う可能性もあり得るため、そうした状況も想定し、自事業所のある地域の行政機関等と連携をとっておくことが大切です。

1章
2章
3章
4章
5章
6章

3 緊急時～復旧における事業継続にむけた対応

　平時と同様に、リソースである「人的資源」「物的資源」「財務資源」「情報資源」「利用者」について必要な情報や、取り組むべきことをそれぞれ記載していきます。

　リソース中心の BCP の作成手順の中では、「リソースリスクに対する対策・対応の検討」（p.47～49）、または「事業継続計画サマリ」（p.49 表 4-4）で「直後」「72 時間」「1 カ月以内」「それ以降」の項目を参考に記載していきます。発災時以降の行動やその場の状況を鑑みて判断していくために必要な情報をまとめておく項になります。実際に発災した場合には、ここを見て行動することになるため、有事の際に判断、行動できるよう情報を集約しておきましょう。

1 体制

● BCP 発動基準

　発動基準は、有事の際にそれを災害と同定して、BCP を発動するためにも重要になります。発動基準がないと、初動対応が遅れるリスクになるため、改めてどのような状態になったら BCP を発動するのかの基準を明確にしておきましょう。

● 緊急時体制の決定

　発動基準が明確になったら、緊急時体制の決定を行います。ここでは、平時に決めておいた管理体制と会議体について記載しておきます。管理者が不在になる場合も想定されるため、その場合の代替者も明記しておきましょう。

● 災害時対応体制

　ここでは、緊急時から事業復旧の中で必要な役割や担当部署、担当者等を決め、チームや委員会として行う場合もあるため、事業所の管理体制に応じて記載していきましょう。

● 対応拠点

　事業所が機能しない状態になる可能性もあるため、第 2、第 3 の拠点となる場所も記載しておきます。災害の状況によりますが、安全かつ機能性の高い場所を検討しましょう。体制および拠点に関する検討ができたら、重要業務の継続について記載します。ここでは、「事業継続サマリ」を参照して、何の業務について行動していくのかについて時系列に沿ってまとめておきます。

2 人的資源

● 安否確認と参集

　職員名簿を踏まえて、安否確認と状況（現在の居場所等）、訪問中の場合の利用者の状況など必要な情報について記載できるように準備しておきます。職員名簿については、「平時業務」として適宜更新できるようにしておきましょう。

● 避難場所・避難方法の決定、職員の管理

　避難場所・避難方法についても、スタッフ間で必ず共有しておきましょう。職員の管理の出勤状況、出勤率、勤務シフトについては、平時に想定したものではなく、発災直後の実際の出勤状況やその時の出勤率、シフト状況を記載していきます。有事の際にすぐに記録できるよう記録用紙を添付しておきましょう。また、休憩・宿泊場所については長期間帰宅できない職員が発生する状況

も考慮して、場所の候補を想定し、記載しておきましょう。

3 物的資源

　建物等の破損箇所の点検するために確認シートを作成しておきます。発災時はこれに沿って設備点検を行うよう共有しておくことで、もれなく確認、または火災や漏電といった二次被害を防ぐ行動につなげることができます。改めて建物・設備でリスクとなりうる点をリストアップした確認シートを作成しましょう。次に、通常の移動手段、通信手段、備蓄品の状況をそれぞれ確認し、必要時に代替案の選択、復旧対応案の検討や事業所の復旧のために業者との連絡・対応を行います。ここでは意思決定や確認の視点として項目が記載できていればよいでしょう。

4 財務資源

　発災直後ではなく、発災1カ月前後～復旧期において実行していきます。災害の影響に伴う収支状況、経営計画の再作成、また補助金・融資等の対応、給与や固定費等の支払状況をそれぞれ確認していきます。

5 情報資源

　職員情報、利用者情報の更新のほか、災害時には重要な視点となる事業所からの情報発信（関係機関、地域、マスコミ等への説明・公表・取材対応）についてもその手段や発信先など、平時から方針を定めて記載しておきましょう。

6 利用者

　利用者の安否確認の際に情報を集約するシートを作成しておきます。利用者名だけでなく、安否情報や、その後の住まいの情報、生活状況などが記載できるようにしておきます。特に、住まいの情報については、被災後の利用者の状況がわからなくならないように把握しておくことが重要です。

　また、新規利用者の受け入れについては、利用者が死亡または避難所へ行く等により顧客の減少となる可能性があるため、被災後の経営状況の回復を見据え、新規の利用者の獲得を行っていくことは重要です。改めて事業所の稼働状況の確認を行い、新規利用者の受け入れや、場合によっては新規受け入れ先等についても検討しておきます。

4 地域・他組織との連携

1 地域の連携体制の構築

● 地域多職種連携

　まず、地域多職種連携のネットワークの役割の確認とネットワークづくりの一環として、連携関係機関のリストを作成しておきます。業種や事業を超えた関係と、訪問看護ステーション同士の関係、中でもペアステーションのようにお互い助け合うような運営方針のある関係などもわかるように分けて記載しておきましょう。

● 訪問看護部会・職能団体等

　訪問看護部会・職能団体等の役割の確認とネットワークづくりとして、行政機関や地域の訪問看護部会（訪問看護ステーション協議会）、職能団体が災害時にどのような役割を担うか、また災害時にどのような方針で対応するかを平時に確認し、近隣の訪問看護や多職種の事業所等ともネットワークを構築しておきます。

● 利用者をめぐる関係者

　利用者をめぐる関係者の役割の確認とネットワークづくりとして、災害時の個別支援計画を作成し、行政機関・関係事業所等との連携体制、および居宅サービス計画書への災害時対応の記載やサービス担当者会議での関係事業所との連携体制の確認などとともに、利用者を通した関係者間の役割確認、ネットワークづくりも行っていきます。

● ネットワークを生かした対応

　緊急時〜復旧においては、平時から構築してきたネットワークを生かして対応していく必要があります。地域全体で作成される BCP の発動状況や行政および訪問看護ネットワーク、多職種ネットワーク等の情報共有と情報発信、自事業所としての活動など、それぞれ確認しておきましょう。

2 受援体制の整備

　災害時の自事業所および利用者に対してのさまざまな支援を受ける可能性があるため、その受援体制の整備について記載しておきます。

● 事前準備

被災時に相互に連携し支援し合えるように検討した事項や今後準備すべき事項などを記載します。受援の種類は、ボランティア、DMAT（Disaster Medical Assistance Team：災害派遣医療チーム）・日赤等医療従事者、近隣事業所、都道府県・個人・支援団体などの視点、支援物資受け入れなど、さまざまなパターンがあるため、その中で支援を受けやすい体制を検討し、整備していきます。

● 利用者情報・職員情報の整理

利用者・職員等について、援助を受ける際に情報提供できるように整理しておきます。

● 地域への災害支援

自事業所が事業復旧した場合、地域への災害支援として周囲の事業所や避難所等へ災害支援に入る可能性があります。そのための対応体制についても検討しておいたほうがよいでしょう。地域の災害福祉支援ネットワークの協議内容等についての確認、災害派遣福祉チームとしての登録の検討を行い、緊急時派遣が可能か否かを判断します。

派遣先のパターンの例としては、地域住民に対する支援、福祉避難所への支援（近隣の福祉避難所およびその開設者も確認しておく）、訪問範囲地域の避難所、他事業所、行政機関への支援等を自事業所のある地域の行政機関等と相談しつつ検討していきましょう。

引用・参考文献

・一般社団法人 全国訪問看護事業協会：令和2年度厚生労働省老人保健事業推進費等補助金 老人保健健康増進等事業 訪問看護事業所の質の確保に向けた自己評価を支援するための研究事業：自然災害発生時における業務継続計画（BCP）―訪問看護ステーション向け―, 2020. https://www.zenhokan.or.jp/wp-content/uploads/r2-1-3.docx

1章
2章
3章
4章
5章
6章

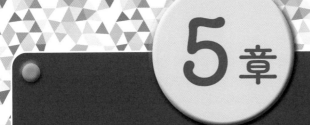

5章

BCP 作成の実際

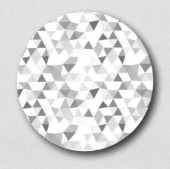

都市型大規模ステーションにおけるリソース
中心の作成手順に沿った BCP
——ケアプロ訪問看護ステーション東京

事業所の概要（2022 年 1 月現在）
●開設年｜2012（平成 24）年
●所在地｜東京都中野区・足立区
●開設主体｜株式会社（営利法人）在宅医療事業のほかに予防医療等を実施
●職員数｜1 事業所当たり　看護師 20 名、理学療法士 5 名、作業療法士 2 名、事務職 1 名（常勤 23 名・非常勤 5 名）
●利用者数｜200 名／月　●訪問件数｜1500 件以上／月　●在宅看取り｜30〜40 件／年
●併設施設｜居宅介護支援事業所（中野ステーション併設）
●連携施設｜地域の基幹病院・クリニック・特定機能病院・居宅介護支援事業所
●通勤手段｜公共交通機関 5 割・自転車 2 割・徒歩 2 割・その他 1 割
●訪問範囲／訪問手段｜ステーションより 5 km 圏内／自転車 9 割・バイク 1 割
●ステーションの特徴｜24 時間緊急時訪問看護／機能強化型訪問看護ステーション／看護体制強化加算算定ステーション
●スタッフの特徴｜常勤割合 8 割以上、未就学児の子育て世代が 3 割以上と多く、近隣在住のスタッフ半数
●利用者の特徴｜ターミナル・神経難病等医療依存度の高い利用者が多い
●事業所がある地域の災害の特徴｜東京都中野区・足立区ともに、人口密集地域であり、首都直下型地震の発生や風水害の発生、数センチの積雪で雪害となる可能性があります。特に、足立区には荒川があり、豪雨により氾濫すると、多くの住民が被害を受けることになります
●事業継続上の方針｜ ・自社の被害を最小限にとどめ、速やかに復旧する ・スタッフと家族を守る、負傷者、犠牲者を出さない ・地域の福祉サービスの 1 つとして、その状況に対して適切に事業運営を継続する

1 重要業務の選定

1 「平時業務」の整理

　まず、重要業務の選定について、平時に行っている業務を**表 5-1** のカテゴリーに沿って考え、整理していきます。「訪問看護業務」では、「訪問看護サービス」と「サービス担当者会議・退院カンファレンスなど多職種カンファレンス」を挙げ、さらに「訪問看護サービス」を人工呼吸器の管理やストマの交換、褥瘡の処置等の医療処置や医学的管理などの「医療処置関連等」、また慢性疾患管理や生活状況・介護状況のモニタリングなどの「健康生活状況観察」、そして「内服管理等」「リハビリテーション」というように分けて記載しました。なぜなら、サービスの内容によって、優先度はもちろん、訪問回数の頻度や訪問者の変更など、発災後の対応が変わると考えたからです。

　続く各カテゴリーの「記録業務」から「その他」まで、順次項目を記載して

表 5-1　重要業務の選定

平時業務		業務トリアージ　（継続／縮小／中断）		
		72 時間以内	72 時間-1 カ月	1 カ月以降
訪問看護業務	訪問看護サービス（医療処置関連等）	継続	継続	継続
	訪問看護サービス（健康生活状況観察）	縮小	継続	継続
	訪問看護サービス（内服管理等）	縮小	継続	継続
	訪問看護サービス（リハビリテーション）	中断	縮小	縮小
	サービス担当者会議・退院カンファレンスなど多職種カンファレンス	中断	中断	縮小
記録業務	訪問看護記録の作成	継続	継続	継続
	計画書・報告書の作成・送付	中断	中断	中断
請求業務	請求業務・実績入力確認・レセプト送付	縮小	縮小	継続
	入金の確認や売掛金	縮小	縮小	継続
	集金	中断	中断	縮小
	請求書、領収書の作成、送付	中断	中断	縮小
スタッフ管理業務	スタッフのメンタルフォロー	継続	継続	継続
	教育・研修	中断	中断	中断
労務関連業務	給与計算、支払い	中断	継続	継続
	採用活動	中断	中断	中断
	勤怠管理：出退勤状況、休暇状況、残業状況等の管理	継続	継続	継続
会議・委員会等業務	運営会議・経営会議・管理者会議	継続	継続	継続
	ステーション内カンファレンス（情報共有・申し送り）	縮小	縮小	縮小
	係・委員会活動	中断	中断	縮小
物品管理業務	固定物品の管理（車、自転車、バイタルグッズ、端末）	縮小	継続	継続
	消耗品管理・調達	縮小	縮小	継続
	掃除・整頓	中断	縮小	継続
地域活動業務	他機関との連携・調整（FAX、電話、メールなど）	縮小	縮小	縮小
	地域の活動・連絡会・行政の会議・外部の会議	中断	縮小	縮小
経営管理業務（キャッシュフロー管理）	キャッシュフロー経営管理	中断	継続	継続
	経営数字の予実管理	中断	継続	継続
	入金の確認や売掛金	縮小	縮小	継続
その他				

災害直後追加業務		タイミング		
		72 時間以内	72 時間-1 カ月	1 カ月以降
	災害対策本部発足、運営	○	○	○
	職員安否確認	○		
	建物の被災状況確認	○		
	利用者の安否確認	○		

いきますが、そうして各業務を改めて細分化してみると、事業所では平時から多様な業務を行っていることが可視化できます。

2 「業務トリアージ」の検討

●時間軸と優先度による判断

次に、自然災害等が発生した直後から「72 時間以内」「発災後 72 時間～1カ月」「1 カ月以降」の時間のタイミングで業務を「継続／縮小／中断」する

か判断するための「業務トリアージ」を行っていきます。業務をトリアージしていくために、まず「中断」する業務を決めてみます。これは、先送りしてよい業務ともいえるため、ある意味明確であり、トリアージが比較的容易と考えられます。

したがって、まず「中断」する業務から始めて、「継続」「縮小」へとトリアージを進めていき、発災直後から時間の経過を想定しながら、どの業務をどの程度行う必要があるかを考え判断していきました。とはいえ、「継続」「縮小」「中断」については、運営・経営、利用者の生命維持・健康の維持、地域からのニーズや求められていることというさまざまな視点からの判断が必要とされ、難しい部分もあります。そのため、2拠点ある事業所の所長をはじめとする管理者会議で災害時を想定しながら各業務の吟味を行いました。結果、災害時にこの業務がどうなるか、一時的に中断可能か継続すべきか、または何らかの方法で縮小しながら継続すべきかなどの視点で考えることができました。発災時にはその時々の情報に合わせての意思決定が必要になります。そのため、平時の段階から考えておくことで、発災後のシミュレーションや訓練にも繋がると考えます。

● 当事業所の場合

当事業所では、医療処置や医学的管理のある利用者への訪問サービスや訪問記録、スタッフのメンタルフォローや勤怠管理、組織方針の意思決定を行う管理者会議は、「継続」にしています。72時間後〜1カ月の間には、それに加えて、さまざまな訪問サービスの時間を短くする、回数を少なくするなどの方法で「縮小」しながらも再開できるようにしたいと考えています。さらに、給与計算や給与支払いについても、平時より簡易化し、「縮小」して継続する方針です。災害時には、訪問サービスが減少するなどで収入が途絶することも考えられるため、発災後1カ月以内には、キャッシュフロー管理も再開していきたいと考えています。

このように、業務トリアージを行った中で「継続」となった業務が「重要業務」と考えています。

災害直後には、平時には行わない業務が発生することもあるため、それらの業務についても想定し記載します。当事業所では、災害対策本部の発足や運営、スタッフの安否確認、利用者の安否確認、事業所等の建物の被災状況の確認等の業務を想定しましたが、これらの業務が発生するタイミングも事前に確認しておきます。

重要業務の次に、必要なリソースを検討し、**表 5-2** に記載していきます。3 章で述べたように、経営資源であるリソースは「ヒト」「モノ」「カネ」「情報」といわれますが、それらに加えて「利用者」の項目が設定されています。一般的な企業であれば、商品や製品といった「モノ」に内包されるリソースですが、訪問看護での「利用者」は、商品とは異なり、訪問看護事業所として、利用者を守る責任や事業運営の目的にも関わる視点です。そのため、単なる「モノ」のリソースという視点から逸脱していると考えます。このことは訪問看護事業所における BCP の大きな特徴でしょう。

1 章
2 章
3 章
4 章
5 章
6 章

表 5-2　重要業務に必要なリソース

重要業務／リソース	ヒト	モノ	カネ	情報	利用者
訪問看護サービス（医療処置関連）	対応可能スタッフ3割くらい	移動手段：自転車 訪問に必要な衛生資材 スタッフの生活備蓄 スタッフの休憩場所		利用者情報/連携機関情報	対象となる利用者
訪問看護記録の作成		記録用紙			対象となる利用者
スタッフのメンタルフォロー	サポートできるスキルをもつ人材				
労務管理（勤怠管理：出退勤状況、休暇状況、残業状況等の管理）	労務管理担当者	勤怠管理・残業管理シート		スタッフ情報	
運営会議・経営会議・管理者会議	意思決定ができる権限者	記録		正確な災害情報、被害情報 正確な利用者情報	
請求業務・実績入力確認・レセプト送付	レセプトができるスタッフ1〜2名	請求ソフト・請求書類・訪問看護記録		災害等の状況に応じた請求方法や取り扱いに関する情報	訪問看護サービスを提供する利用者
給与計算、支払い	給与計算・支払できるスタッフ		現金（最低1カ月分）		
キャッシュフロー管理	経営管理担当者	管理シート	固定支出の支払いができる現金がある	財務情報	訪問可能な利用者
リソースリスクの想定（損失・不足リスク）	・公共交通機関を利用しているスタッフが出勤できない ・要配慮者を持っているスタッフが出勤できない ・死亡や障害によりスタッフが出勤できない ・専門的なスキルを持ったスタッフが出勤できない	・移動手段が損失し代替手段が確保できない ・医療資機材の破損、汚染 ・医療資機材の入手困難（受容過多による、確保ルート途絶による） ・請求方法（ICT/記録用紙等）が確保できない ・労務関連の管理シートが管理できない	・利用者の死亡（入院）／利用者が避難所に行く（引っ越す）で訪問サービスを提供できず収益が得られない ・記録が存在しないことにより請求できない ・現金・預金がなくキャッシュフローが滞る	・電子カルテの破損 ・PC 等の情報管理電子機器が使用できない ・情報を記載した用紙の紛失	・電力等の停止で医療機器が使用できなくなる ・食料品や衛生資材等がなくなる ・介護サービスが十分に受けられない ・倒壊や浸水、その他のリスクがある住居

1 重要業務ごとのリソースの検討

重要業務ごとのリソースを検討し記載していくことで、重要業務を構成するリソースの種類と内容が把握できます。

●「訪問看護サービス（医療処置関連）」について

ここでは、医療処置や医学的管理のある利用者への訪問看護サービスを行うためのリソースを検討しました。「ヒト」では、利用者の割合からスタッフ全体の3割程度が必要と考え、「モノ」として、訪問の移動手段である自転車や訪問時に使用する衛生資材のほか、この重要業務を担うために欠かせないスタッフの生活備蓄や休憩場所の確保についても記載しました。さらに「情報」では、利用者の住所や生活状況、連携先等、また「利用者」には、対象となる利用者の記載がそれぞれ必要になります。

●「運営会議・経営会議・管理者会議」について

「運営会議・経営会議・管理者会議」では、意思決定ができる権限を持つ管理者である「ヒト」、意思決定を行うための正確な災害情報や被害情報、正確な利用者情報などの「情報」が必要になります。

●「請求業務・実績入力確認・レセプト送付」について

「ヒト」では、レセプト業務全般ができるスタッフが1名以上、「モノ」では、レセプト業務を行う請求ソフト・請求書類・訪問看護記録、「情報」では、災害等の状況に応じた請求方法や取り扱いに関する情報の確保がそれぞれ必要になります。

2 リソースに対するリスク（リソースリスク）の想定

重要業務と必要なリソースについての検討の後、リソースに対するリスク（リソースリスク）の想定を行います。ここでいうリソースリスクとは、単に「自然災害が発生すること」や、それにより「重要業務を遂行するために必要なリソース（ヒト・モノ・カネ等）にどのような問題が生じるか」ということではなく、「なぜそのような問題が生じるか」という原因・誘因を想定しておくことです。BCPの中では、こういった原因・誘引に対していかに対策を行うかを検討していくことが重要となるため、自事業所の特徴を加味しつつ想定していきます。

●「ヒト」のリソースリスクについて

当事業所では、たとえば公共交通機関を利用しているスタッフが多いため、

自然災害等により出勤・退勤ができなくなる可能性や、家族に要配慮者（未就学児の子など）がいるスタッフも多いことから、それらを「ヒト」のリソースリスクとして挙げています。また、大規模事業所であることから、多くの業務を役割分担して遂行しているため、専門的な業務を担うスタッフが出勤できず代替も不可能な場合、重要業務が滞るリスクもあります。

● 「カネ」のリソースリスクについて

　利用者の入院や避難所からの転出・死亡等によって訪問サービスが提供できなくなること、また訪問サービス等を提供できてもその記録が存在しないことでレセプト等の請求ができないことや、現金・預金がないことでキャッシュフローが滞ること等をリスクとして挙げました。

● 「情報」のリソースリスクについて

　電子カルテの破損による利用者情報・関係機関情報の損失、PC 等の使用不能によるスタッフ情報の損失、また情報を記載した用紙の紛失による損失等が起こることも想定されます。

● 「利用者」のリソースリスクについて

　電力等の供給停止で医療機器が使用できなくなること、食料品や衛生資材等がなくなること、介護サービスが十分に受けられないこと、住居に倒壊や浸水その他のリスクがあること等により、安全な生活が継続できなくなることが想定されました。

3　リソースリスクに対する対策・対応の検討

　次にリソースに対するリスクを**表 5-3**に記載しますが、発災からの経過の時間軸も加わり、いつどんなリスクが発生するかを考え、どのタイミングでどのような対策・対応を講じたらよいかを考えねばなりません。

　より具体的にイメージすることにより、ここまで考えつかなかった新たなリソースリスクが想定されることもあるため、その際には追加で記載します。

1　「体制」のリソースリスク対策

　厳密には「（組織）体制」はリソースではなく、重要業務のカテゴリーのような位置づけですが、事業運営をしていく上での意思決定を行う場でもあり、これが機能しないと発災後のすべてのリスクに関わるため、最重要項目として別扱いで記載し、リスクを検討していきます。

表 5-3　リソースリスク対策

リソースリスク対策	時間軸	リソースリスク 時系列順に記載。ずっと発生していることについては、全列に記載	対策・対応 減らさない対策・対応：「防護」「備蓄・予備」	活用する対策・対応：「代替・節約」「業務トリアージ」	増やす対策・対応：「調達」「修復・回復」
体制	直後	・指揮命令系統の担当者が死亡する ・連絡手段が把握できず連携が取れない ・対策本部の発足がなされない（意識がない、優先順位が劣後になる）等により、意思決定が行えない、タイムリーな決断ができない、情報集約が行えない		・発災時速やかに管理者で連絡を取り合い、災害対策本部の発足 ・上記の後に、全スタッフに第一方針を発信 ・随時情報共有	
体制	72 時間			・情報を踏まえて、重要業務のラインの決定	
体制	1 カ月以内				・毎日～毎週の会議体を設置。期間を伸ばすタイミングは状況判断で考えるが、最初は毎日の MTG から始める
体制	それ以降				・毎週～毎月の会議体を設置
体制	平時		・指示命令系統の明確化 ・管理者が死亡した場合の時点の担当者の検討 ・意思決定以外の権限の委譲範囲の明確化 ・平時業務のリストアップ・重要業務の洗い出し ・事業所周辺の災害予測状況の把握 ・事業所周辺の道路（幹線道路等）の状況の把握 ・避難場所、避難所の確認および周知 ・アクションカードの作成		
リソース　ヒト	直後	・公共交通機関を利用しているスタッフが出勤できない。 ・要配慮者を持っているスタッフが出勤できない。 ・死亡や障害によりスタッフが出勤できない。	・重要業務の選定 ・安否確認ルールの運用 ・スタッフの安否確認の実施 ・出勤可能スタッフの確認 ・出勤不可能スタッフの状況の把握		
リソース　ヒト	72 時間	・専門的なスキルを持ったスタッフが出勤できない。	・出勤状況は必ず記録に残す ・出勤スタッフの宿泊場所、休憩場所の確保	・安否不明者、出勤不可能なスタッフの対応の決定	・出勤スタッフ人数次第で、応援スタッフを他法人事業所に依頼し確保
リソース　ヒト	1 カ月以内	・心身の疲労による適応障害等、就業継続不能状態	・適切な労務管理 ・発災1カ月前後で面談やアンケートを入れ、スタッフの不安を聴取、要注意スタッフがいないか確認しておく		・法人内でのリソース確認 ・他事業所との連携、確認
リソース　ヒト	それ以降	・バーンアウト等による、退職	・スタッフのメンタルフォロー		・直後に出勤できなかったスタッフが中長期的に出勤できないのかの確認、評価 ・人的リソースに沿った事業計画変更の確認
リソース　ヒト	平時		・携行カードの作成 ・スタッフの生活状況・災害時出勤可能状況の把握 ・シフト調整のマニュアル化 ・担当業務のマニュアル化 ・就業規則で雇用条件等の明確化 ・災害時にも活用できる労務管理フォーマットの作成（誰でも使えるデザイン）		・平時から有事の際の法人内でのフォロー体制を構築しておく ・有事の際の地域での連携体制について定めておく
リソース　モノ	直後	・移動手段が損失し代替手段が確保できない ・医療資機材の破損、汚染	・インフラ状況の把握 ・生活備蓄の確認（出勤者の状況と在庫数の照合） ・衛生資材の確認 ・予備バッテリーの確保・使用	・移動手段（自転車）が可能か道路状況等も含め確認 ・移動手段（自転車）が難しい場合は、車やバイク、徒歩等代替を決定 ・使用する PC 等の電子機器の確認決定 ・電気系統の省エネ対策	・生活備蓄の確認（出勤者の状況と在庫数の照合）
リソース　モノ	72 時間	・医療資機材の入手困難（需要過多による、確保ルート途絶による）	・電気の確保・調達 ・移動手段の確保	・衛生資材の調達が間に合わない場合には代替手段の検討	・生活備蓄の調達（区役所・避難所へ問い合わせ） ・衛生資材の調達（避難所へ問い合わせ）
リソース　モノ	1 カ月以内	・請求方法（ICT/ 記録用紙等）が確保できない ・労務関連の管理シートが管理できない			・生活備蓄・衛生資材の調達経路の確立 ・建物の復旧作業者へ連絡、復旧修復作業
リソース　モノ	それ以降				
リソース　モノ	平時		・建物設備の安全対策の点検整備 ・停電時無停電装置、予備バッテリーの配備 ・生活備蓄 ・ハードディスクの管理 ・医療資機材の備蓄	・自転車の代替としてレンタカー等の登録 ・稼働させる PC 等の決定（明確化）	・生活備蓄・衛生資材の調達ルートの明確化、複数ルートの確保 ・復旧作業業者の情報の集約

表 5-3　リソースリスク対策（続き）

リソースリスク対策		時間軸	リソースリスク 時系列順に記載。ずっと発生していることについては、全列に記載	対策・対応		
				減らさない対策・対応： 「防護」「備蓄・予備」	活用する対策・対応： 「代替・節約」「業務トリアージ」	増やす対策・対応： 「調達」「修復・回復」
リソース	カネ	直後				
		72 時間	・記録が存在しないことにより請求できない	・可能な限り訪問看護を継続する		・対応したことはすべて記録に残しておく。（電話対応含めて） ・電子カルテが動かない場合は紙の記録用紙へ記載
		1 カ月以内	・利用者の死亡 ・利用者が避難所にいく、引っ越す ・預金がないと倒産してしまう	・事業収入の事業稼働ラインの計算・確認		・レセプトの記載・入力方法の決定（電子カルテの代替手段を決定） ・レセプト請求の実施 ・利用者請求の実施
		それ以降	・訪問が減ると発災 2 カ月目から収入が減少する	・訪問サービスの提供量（供給可能量）の利用者がいるか確認し、不足している場合は、新規利用者の獲得	・損害状況に応じて、保険請求対応を行う	・助成金・補助金等の情報収集・申請 ・訪問サービスの提供量（供給可能量）の利用者がいるか確認し、不足している場合は、新規利用者の獲得 ・訪問サービス以外の収入を得る方法の検討実施（福祉避難所への支援等）
		平時		・平時のキャッシュフローの把握 ・1 カ月程度の現預金の確保 ・損益分岐点の明確化、計算方法の明確化	・災害時の損害保険対応の内容の確認	・紙記録用紙の準備 ・融資・補助金・助成金情報の収集先の確認整理
	情報	直後		・ICT 関連の接続状況の確認 ・電子機器の破損確認 ・紙媒体で保管しておいた情報の確認	・ICT が使用できない場合に、代替手段によるコミュニケーション	・災害情報の収集開始
		72 時間	・電子カルテの破損 ・PC 等の情報管理電子機器が使用できない			
		1 カ月以内	・情報を記載した用紙の紛失			
		それ以降				
		平時		・自事業所の情報作成・紙媒体としての保管 ・職員連絡先一覧の作成・紙媒体としての保管 ・利用者の連絡先一覧の作成・紙媒体としての保管 ・関係機関連絡先一覧の作成・紙媒体としての保管	・電話がつながらない場合、インターネットが使えない場合の対応について検討しておく	・災害情報の確認方法を明確にしておく ・管轄区や部会等での情報交換手段を明確にしておく
利用者		直後	連絡手段等の途絶による外部との利用者の安否の不明	・利用者の安否確認の実施	・直接訪問する以外でのサービス提供（支援）方法の検討・実施	
		72 時間	電力等の停止で医療機器が使用不可・食料品や衛生資材等の不足・介護サービスの中断・居住地の倒壊や浸水またはそのリスクにより生活の破綻	・訪問が必要な利用者へ優先度を検討 ・優先度の高い利用者への訪問サービスの実施 ・利用者の居住地・状況のモニタリング	・生活が困難な利用者に対して避難所や福祉避難所への避難の調整や支援	
		1 カ月以内	利用者の生活の継続困難	・利用者のサービス関係者と情報共有・連携		
		それ以降				
		平時		・利用者個別の避難計画の立案、指導、共有 ・契約時に災害時の訪問看護サービスの取り扱いについて説明、契約書に明記		

　当事業所では、「指揮命令系統の担当者が死亡する」「連絡手段が把握できず連携が取れない」「対策本部の発足がなされない等により、意思決定が行えない」「タイムリーな決断ができない」「情報収集が行えない」というリスクが考えられました。

　リソースリスクを「時間軸（直後・72 時間・1 カ月以内・それ以降・平時）」に沿って記載したら、「対策」について「減らさない対策・対応（防護／備蓄・予備）」「活用する対策・対応（代替・節約／業務トリアージ）」「増やす対策・対応（調達／修復・回復）」の三原則に基づき検討します。

2 「ヒト」のリソースリスク対策

● 「減らさない対策・対応」について

　発災直後に、あらためて重要業務を選定し直し、一定の災害レベルに達した自然災害発生直後には、安否確認ルールを運用して、被災状況にかかわらずスタッフの安否確認を迅速に実施、出勤可能なスタッフ確認、出勤可能スタッフの状況把握などを行います。

　発災後72時間には、出勤状況を記録に残し、一部のスタッフが帰宅困難となることを考慮し宿泊や休憩する場所を確保します。

　発災後1カ月以内では、適切な労務管理の上、スタッフへの面談やアンケートによって不安を聴取し、注意深くフォローアップする必要があります。

　これらの対応のため、平時から災害時の就業意向についてアンケートで聴取し把握しています。これにより、災害時、スタッフの出勤について予測が立つため、重要業務の継続に必要なリソースがどの程度確保できるか計画が立てやすくなります。また、シフト調整に関する方法やルールをマニュアル化しておき、災害時におけるオーバーワークを避け、長時間や連続勤務にならないようにする必要があります。当事業所のような大規模事業所では、担当業務が細分化されているため、スタッフが長期的に出勤できない場合の対策・対応として、担当業務のマニュアル化や誰でも使えるデザインの労務管理フォーマットの作成、また就業規則で雇用条件等を明確にしておくことなども挙げられます。

● 「活用する対策・対応」について

　発災後72時間における安否不明者や出勤不可能なスタッフへの対応方法についてあらかじめ取り決めています。

● 「増やす対策・対応」について

　発災直後にはまだ検討を行いませんが、安否状況に関する情報が出そろってきた72時間頃から、出勤スタッフの人数により、他法人事業所へ応援スタッフを依頼するなどして確保することを検討します。そして1カ月以内には、法人内でのリソースを確かめ、他事業所と連携し状況を確認します。

　1カ月以降では、発災直後より出勤できなかったスタッフが、今後も中長期的に出勤不可能か確認・評価し、人的リソースの状況に沿った事業計画を見直し、変更も視野に入れて対応すべく検討します。

　これらに対して、平時から、有事の際の法人内でのフォロー体制や、地域での他法人との連携体制について検討しておくことが重要です。

❸ 「モノ」のリソースリスク対策

● 「減らさない対策・対応」について

　発災直後は、インフラや生活備蓄、衛生資材の確認、予備バッテリーの確保といった現状の把握が主になります。発災後 72 時間では、電気の確保・調達、移動手段の確保等が挙げられますが、平時から、建物・設備の点検整備や停電時無停電装置、予備バッテリーの配備等が必要です。

　また、スタッフが帰宅困難となる場合等を想定して、飲料水・非常用トイレ・非常食・防寒シート・懐中電灯などの最低限の生活備蓄の準備をしておく必要があり、さまざまな情報を保存しているハードディスクの管理や医療資機材の備蓄も対策・対応として考えます。

● 「活用する対策・対応」について

　発災直後に、普段使用する移動手段（自転車・バイク）が道路状況等も含め使用可能か、難しい場合は、車や徒歩等代替手段を決定する必要があります。また、使用する PC 等の電子機器の確認を行い、電気系統の省エネ対策をします。

　そのため、平時から、訪問サービスの移動手段の代替としてあらかじめレンタカーの登録を行っておいたり、電力などの供給が途絶えた場合に稼働させる PC 等を決定しておいたりする必要があります。

　なお、72 時間には、直後の状況に応じて衛生資材の調達が間に合わない場合の代替手段の検討をします。

● 「増やす対策・対応」について

　発災直後は生活備蓄の数量などを確認し、72 時間以内に生活備蓄や衛生資材の調達の対応をしていきます。1 カ月以内に生活備蓄や衛生資材の調達経路を確立させる必要があります。また、建物の復旧作業業者への連絡や復旧修復作業も必要です。そのためにも平時から生活備蓄・衛生資材の調達ルートを明確化し、複数ルートを確保し、復旧作業業者の情報も集約しておきます。

❹ 「カネ」のリソースリスク対策

● 「減らさない対策・対応」について

　発災直後が過ぎた 72 時間頃より、可能な限り訪問を継続し、1 カ月以内でその時の被災状況を含め事業収入の稼働ラインの再計算を行い、事業計画の修正などを検討します。そのためにも、平時からキャッシュフローの把握を行い、1 カ月程度の現預金を確保しておき、損益分岐点やその計算方法の明確化を試みます。

訪問看護事業の特性上、提供した訪問サービスをレセプト請求し振り込みが行われるのは約2カ月後です。もし発災したとしても2カ月間は発災前のサービス提供分の入金がされることになりますが、発災後3カ月以降も訪問サービスが中断・縮小している場合など不測の事態が生じた場合は収益が減少するため、たとえば1カ月程度の現預金を確保しておくだけでも、賃金ショートを防ぐことができます。融資を得るためにもある程度の期間的余裕は必要です。

● 「活用する対策・対応」について

　1カ月を超えてから損害状況に応じた保険請求対応をするため、平時から損害保険の内容を確認しておくことが重要です。

● 「増やす対策・対応」について

　利用者の安否確認等を含むすべての訪問サービス（電話のみも含む）について記録に残しておきます。これは、自然災害が発生した後に、災害救助法などにより利用者へのサービスの取り扱いが緩和・変更される前例がすでにあるためです。

　1カ月以内には、レセプトの記載入力方法を検討・決定しレセプト請求業務を行います。また、利用者請求の実施、助成金や補助金の最新情報の収集・申請を行う必要があります。

　このため、平時から、簡易的に実績記録を記載できる紙の記録用紙の使用も災害時のレセプト請求を滞りなく行うために重要な対策と考えられます。また、融資や補助金・助成金に関する情報収集のため、どこを確認すべきか等、情報収集先を整理しておく必要があります。

5 「情報」のリソースリスク対策

● 「減らさない対策・対応」について

　当事業所では、ICTによる情報管理をしているため、発災直後にはまずICT関連の接続状況や電子機器の破損状況の確認が必要です。なお、電子機器が使用できない場合、紙媒体で保管している中から情報収集を行うことになります。そのため平時からICT関連だけでなく、最低限の情報は紙媒体としても管理し、紛失・消失しないようにしています。

● 「活用する対策・対応」について

　発災直後にICTが使用できない場合を想定し、平時より代替案について検討しておきます。

- 「増やす対策・対応」について

　災害時には正しい情報が何より大切になるため、発災直後から随時情報収集を行っていきます。情報を迅速に収集するためにも、平時から災害情報の確認方法を明確にしておきます。

6 「利用者」のリソースリスク対策

- 「減らさない対策・対応」について

　発災直後は担当する利用者の安否確認を実施し、72時間以内に訪問が必要な利用者の優先度を検討し、順次訪問サービスを実施していきます。また、災害の状況によって利用者の居住地が変化する可能性があるため、最新状況のモニタリング等も行い、ほかのサービス関係者とも情報共有・連携を行います。平時から利用者ごとに個別の避難計画を立案し、利用者に合わせた指導を関係者全員と共有しておきます。また、契約時に災害時の訪問看護サービスの取り扱いについて説明し、契約書にも明記しておく必要があります。

- 「活用する対策・対応」について

　直接訪問する以外のサービス提供（支援）方法を検討・実施し、自宅での生活が困難な利用者に対して避難所や福祉避難所への転居の調整や支援も行います。

4 事業継続計画サマリの作成

　ここまでのステップでは、平時の業務から重要業務を選定し、必要なリソースとそのリスクを抽出、リスクへの対策・対応について検討してきました。次に、今まで検討した内容を縦軸に、体制・リソース（ヒト・モノ・カネ・情報）・利用者とし、項目ごとにリスクをまとめ、発災直後の経過の時間軸とともに、対策・対応を記載したシートとして、全体を概観できるよう「事業継続計画サマリ」（**表5-4**）を作成していきます。

　「事業継続計画サマリ」を作成しておくと、自事業所においてどのようなリスクがあるのかが俯瞰でき、また、発災の「直後」から「72時間」「1カ月以内」「それ以降」と時間が経過するごとにどのような対応をすべきかが明確になります。また、発災直後からリソースの損失・不足を最小限にしながら、事業の継続を目指して対応していくため、「平時」から取り組んでおくべきことが明確になります。

表 5-4 事業継続計画サマリ

事業継続計画サマリ		リソースリスク*1	対策・対応*2	
			直後	72時間
体制		・指揮命令系統の担当者が死亡する ・連絡手段が把握できず連携が取れない ・対策本部の発足がなされない（意識がない、優先順位が劣後になる） 等により、意思決定が行えない、タイムリーな決断ができない、情報集約が行えない	・発災時速やかに管理者で連絡を取り合い、災害対策本部の発足 ・上記の後に、全スタッフに第一方針を発信 ・随時情報共有	・情報を踏まえて、重要業務のラインの決定（業務トリアージ）
リソース	ヒト	・公共交通機関を利用しているスタッフが出勤できない。 ・要配慮者を持っているスタッフが出勤できない。 ・死亡や障害によりスタッフが出勤できない。 ・専門的なスキルを持ったスタッフが出勤できない。 ・心身の疲労による適応障害等、就業継続不能状態 ・バーンアウト等による、退職	・重要業務の選定 ・安否確認ルールの運用 ・スタッフの安否確認の実施 ・出勤可能スタッフの確認 ・出勤不可能スタッフの状況の把握	・出勤状況は必ず記録に残す ・出勤スタッフの宿泊場所、休憩場所の確保 ・安否不明者、出勤不可能なスタッフの対応の決定 ・出勤スタッフ人数次第で、応援スタッフを他法人事業所へ依頼し確保
	モノ	・移動手段が損失し代替手段が確保できない ・医療資機材の破損、汚染 ・医療資機材の入手困難（需要過多による、確保ルート途絶による） ・請求方法（ICT/記録用紙等）が確保できない ・労務関連の管理シートが管理できない	・インフラ状況の把握 ・生活備蓄の確認（出勤者の状況と在庫数の照合） ・衛生資材の確認 ・予備バッテリーの確保・使用 ・移動手段（自転車）が可能か道路状況等も含め確認 ・移動手段（自転車）が難しい場合は、車やバイク、徒歩等代替手段を決定 ・使用するPC等の電子機器の確認決定 ・電気系統の省エネ対策 ・生活備蓄の確認（出勤者の状況と在庫数の照合）	・電気の確保・調達 ・移動手段の確保 ・衛生資材の調達が間に合わない場合には代替手段の検討 ・生活備蓄の調達（区役所・避難所へ問い合わせ） ・衛生資材の調達（避難所へ問い合わせ）
	カネ	・記録が存在しないことにより請求できない ・利用者の死亡 ・利用者が避難所に行く、引っ越す ・預金がないと倒産してしまう ・訪問が減ると発災2カ月目から収入が減少する		・可能な限り訪問看護を継続する ・対応したことはすべて記録に残しておく。（電話対応含めて） ・電子カルテが動かない場合は紙記録用紙の記載
	情報	・電子カルテの破損 ・PC等の情報管理電子機器が使用できない ・情報を記載した用紙の紛失	・ICT関連の接続状況の確認 ・電子機器の破損確認 ・紙媒体で保管しておいた情報の確認 ・ICTが使用できない場合に、代替手段によるコミュニケーション ・災害情報の収集開始	
利用者		・連絡手段等の途絶による外部との利用者の安否の不明 ・電力等の停止で医療機器が使用不可 ・食料品や衛生資材等の不足 ・介護サービスの中断 ・居住地の倒壊や浸水、またそのリスクにより生活の破綻 ・利用者の生活の継続困難	・利用者の安否確認の実施 ・直接訪問する以外でのサービス提供（支援）方法の検討・実施	・訪問が必要な利用者への優先度検討 ・優先度の高い方への訪問サービスの実施 ・利用者の居住地・状況のモニタリング ・生活が困難な利用者に対して避難所や福祉避難所への転居の調整や支援

*1 「リソースリスク」とは、災害発生後リソースが損失・不足する原因
*2 減らさない対策・対応：「防護」「備蓄・予備」／活用する対策・対応：「代替・節約」「業務トリアージ」／増やす対策・対応：「調達」「修復・回復」

	対策・対応*2		平時
	1カ月以内	それ以降	
	・毎日〜毎週の会議体を設置。期間を伸ばすタイミングは状況判断で考えるが、最初は毎日のMTGから始める	・毎週〜毎月の会議体を設置	・指示命令系統の明確化 ・管理者が死亡した場合の時点の担当者の検討 ・意思決定以外の権限の委譲範囲の明確化 ・平時業務のリストアップ・重要業務の洗い出し ・事業所周辺の災害予測状況の把握 ・事業所周辺の道路（幹線道路等）の状況の把握 ・避難場所、避難所の確認および周知 ・アクションカードの作成
	・適切な労務管理（防護） ・発災1カ月前後で面談やアンケートを入れ、スタッフの不安を聴取、要注意スタッフがいないか確認しておく ・法人内でのリソース確認 ・他事業所との連携、確認	・スタッフのメンタルフォロー ・直後に出勤できなかったスタッフが中長期的に出勤できないかの確認、評価 ・人的リソースに沿った事業計画変更の確認	・携行カードの作成 ・スタッフの生活状況・災害時出勤可能状況の把握 ・シフト調整のマニュアル化 ・担当業務のマニュアル化 ・就業規則で雇用条件等の明確化 ・災害時にも活用できる労務管理フォーマットの作成（誰でも使えるデザイン） ・平時から有事の際の法人内でのフォロー体制を構築しておく ・有事の際の地域での連携体制について定めておく
	・生活備蓄・衛生資材の調達経路の確立 ・建物の復旧作業者へ連絡、復旧修復作業		・建物設備の安全対策の点検整備 ・停電時無停電装置、予備バッテリーの配備 ・生活備蓄 ・ハードディスクの管理 ・医療資機材の備蓄 ・自転車の代替としてレンタカー等の登録 ・稼働させるPC等の決定（明確化） ・生活備蓄・衛生資材の調達ルートの明確化、複数ルートの確保 ・復旧作業者の情報の集約
	・事業収入の事業稼働ラインの計算・確認 ・レセプトの記載・入力方法の決定（電子カルテの代替手段を決定） ・レセプト請求の実施 ・利用者請求の実施 ・スタッフへの給与支払い	・訪問サービスの提供量（供給可能量）の利用者がいるか確認し、不足している場合は、新規利用者の獲得 ・損害状況に応じて、保険請求対応を行う ・助成金・補助金等の情報収集・申請 ・訪問サービスの提供量（供給可能量）の利用者がいるか確認し、不足している場合は、新規利用者の獲得 ・訪問サービス以外の収入を得る方法の検討実施（福祉避難所への支援等）	・平時のキャッシュフローの把握 ・1カ月程度の現預金の確保 ・損益分岐点の明確化、計算方法の明確化 ・災害時の損害保険対応の内容の確認・紙記録用紙の準備 ・融資・補助金・助成金情報の収集先の確認整理
			・自事業所の情報作成・紙媒体としての保管 ・職員連絡先一覧の作成・紙媒体としての保管 ・利用者の連絡先一覧の作成・紙媒体としての保管 ・関係機関連絡先一覧の作成・紙媒体としての保管 ・電話がつながらない場合、インターネットが使えない場合の対応について検討しておく ・災害情報の確認方法を明確にしておく ・管轄区や部会等での情報交換手段を明確にしておく
	・利用者のほかのサービス関係者と情報共有・連携		・利用者個別の避難計画の立案、指導、共有 ・契約時に災害時の訪問看護サービスの取り扱いについて説明、契約書に記載

1章
2章
3章
4章
5章
6章

1 発災の「直後」から「72時間」までの対策のポイント

● 「直後」において

発災直後において当事業所では、速やかに管理者が連絡を取り合いながら、災害対策本部を発足し、指揮命令系統を明確にします。そして、スタッフの安全を第一に安否確認を実施し、出勤可能なスタッフを確認します。加えて、確保できたスタッフが安全に訪問サービスを提供することが可能かを判断するために、自転車での移動は可能か、不可能ならどうすればよいか等検討していきます。

同時に、平時から準備していた生活備蓄や衛生資材の備蓄状況、およびインフラや電子機器の作動状況を確認していきます。常に、対応した状況を記録に残しつつ、最新の災害情報の収集に取り組みます。もちろん、できる限り利用者の安否確認を行い、人的リソースであるスタッフを確保します。

● 「72時間」において

発災から72時間が経過する頃には、災害情報や、リソースの確保状況の情報を収集・更新しながら、重要業務を選定していきます。定期的な意思決定・方針決定が可能な会議体を設け、現状に即して判断していきます。

「ヒト」については、出勤スタッフの安全が確保できるように宿泊・休憩場所を確保し、出勤不可能なスタッフの状況についても確認し、スタッフが少ない場合は同法人内はもちろん、ほかの法人や部会、協会などへ応援を依頼することも検討します。

「モノ」についてはインフラを含め、移動手段や生活備蓄、衛生資材など、あらゆるモノの調達を開始します。利用者に対しては、安否確認に続き現在の生活状況や居住状況のモニタリングを行い、また優先度の高い利用者から必要な訪問等のサービスを再開していきます。生活の継続が困難な場合は、避難所や福祉避難所への転居の調整や支援をします。

2 「72時間」経過から「1カ月以内」および「それ以降」の対策のポイント

1カ月以内には、適切な労務管理を行い、スタッフの心身の疲労を予防しつつ、あらゆるモノを調達できるルートを見出すことも重要です。また、提供した訪問サービスに対するレセプト等の請求業務やスタッフへの給与支払いについても滞らずに行わなければなりません。

そして、経営状況の把握や今後の見通しも含め、事業収入の稼働ラインを計算しておく必要もあります。訪問サービスの提供量（供給可能量）に比する利用者数かどうかを確認し、不足している場合は、新規利用者の獲得も検討しな

ければなりません。

　さらに、訪問サービスに限らず、福祉避難所への支援等、事業の継続を念頭に置きながら、地域のニーズに合わせて活動していくことも必要でしょう。また、災害の規模により、1カ月以降には、事業継続のため支援等の目的の助成金・補助金等の情報収集や申請を行うことも検討していく必要があります。

5　事業継続計画上の平時からの取り組みと BCP の明文化

　ここまで、リソース中心の BCP の考え方を用いて、**表 5-1〜3** のワークシートを活用しながら事業継続計画の内容を検討し、「事業継続計画サマリ」（**表5-4**）にまとめることができました。改めてさまざまな対策と対応がわかり、ここから災害時における BCP の明文化を行っていくわけですが、その中でまず大切なことは、リソースの損失や不足が起こるような場合に対策が講じられるよう、平時から取り組みを行っておく必要があるということです。

　このことは、それぞれのワークシートを記載する中で想定されてきたものの、当事業所でも、すべての対策や、事業所内での運用とスタッフ全員への周知、ほかの部署等との共有ができているわけではありませんでした。そのため、事業継続計画を立案する中で、取り組めていない項目をリストアップし、その中から優先度を設定し、期限や担当者を決定していく必要がありました。

　当事業所では、取り組めていない項目の中で、優先度が高く取り組みやすい項目から担当者を決めていき、取り組めていない項目を管理者や担当者だけで行うのではなく、災害委員会が担当したり、管理者が担当したり、事務部門が担当したりとそれぞれ分担しています。

　また、事業継続を念頭に置いたスタッフ全員を対象とした研修・訓練については、まだ行えていないので、よりいっそう力を入れて取り組んでいきたいところです。

　当事業所では、今まで想定してきたリソースリスクやそれに対する対策・対応、運用等をまとめた BCP について、全国訪問看護事業協会の「自然災害発生時における業務継続計画（BCP）─訪問看護ステーション向け─」を参考に、平時の対策と発災後の対応に分けて記載しています。その中で、リソースごとに対策や対応を記載し、電子媒体と紙面の両方で閲覧できる形態を構築するよう意識しています。

　BCP は作って終わりではなく、日々取り組んでアップデートし続けていくことが重要です。そして、研修、シミュレーションを行い、"使える" BCP として、風水害や地震・雪害・パンデミックなどあらゆる災害が起こるたびに、運用しながら、振り返りを行い、試行錯誤を繰り返し、より適切にバージョンアップし続けていきたいと考えます。

2 医療依存度が高く独居高齢者が多いステーションにおけるBCP ——メディカル・ハンプ 訪問看護ステーション

事業所の概要（2022年1月現在）
●開設年｜2000（平成12）年
●所在地｜東京都世田谷区
●開設（経営）主体｜営利法人 メディカル・ハンプ訪問看護ステーション
●職員数｜看護師11名（常勤8名・非常勤3名）、准看護師1名（常勤）、保健師2名（常勤）、理学療法士2名（常勤）、作業療法士1名（常勤）、事務職1名（常勤）
●利用者数｜187名／月　●訪問件数｜1488件／月　●在宅看取り｜6件／月
●併設施設｜居宅支援事業所1カ所、ホームホスピス1カ所
●連携施設｜強化型在宅療養支援診療所1カ所
●通勤手段｜自転車6割・公共交通4割（※看護職のみでは自転車8割・公共交通2割）
●訪問範囲／訪問手段｜世田谷区・杉並区・調布市・三鷹市・狛江市／自動車8割・自転車2割
●ステーションの特徴｜24時間緊急時訪問看護／看護体制強化加算算定ステーション／ホームホスピスを併設し地域での看取りを実践／強化型支援診療所と併設
●スタッフの特徴｜常勤8割以上、子育て世代（小学生以下）3割、看護職のみでは近隣在住8割
●利用者の特徴｜医療依存度の高い利用者、在宅での看取りを希望する利用者が多い
●事業所がある地域の災害の特徴｜人口密度が高くマンション・団地などが多い。自然災害時は建物の倒壊や道路交通網の寸断などが予測される。またハザードマップを確認すると、地震による被害想定はランク2～3の地区が多い地域である
●事業継続上の方針｜ ・災害時には、事務所職員の命と安全を第一に守る ・利用者の安全確認、安全確保に尽力する ・地域の医療サービスの1つとして地域住民の安全確保と地域の復旧に協力する ・できるだけ速やかに事業を再開・継続できるようにする

1 「事業継続計画サマリ」項目別の内容

　当ステーションでは、地域の特徴からBCPを作成しました。以下に「事業継続計画サマリ」（**表5-5**）の項目別に解説します。

1 体制

　管理者不在などから発災直後に災害対策本部を立ち上げられないことを想定し、指示がなくてもスタッフが判断して行動できるように「携帯型アクションカード」（**図5-1**）を作成しました。携帯型アクションカードには、①災害時の基本方針、②BCP発動基準、③災害対策本部、④自分自身の行動、を記載しています。

　発災後、アナログでも情報交換が行えるように災害対策本部の中に地域多職種の情報ステーションを設けることにしました。ここでは、利用者の情報共有、

専門職への相談、災害状況の情報共有、災害備蓄相互支援などの機能を持たせます。

そのほか、当ステーションは5つの自治体を訪問地域にしているので、各自治体の防災メールの登録も行いました。

2 リソース：ヒト

発災後の被害状況によって出勤できる人数が大きく変わるため体制を予測するのは難しいのですが、保育園・学校などの休園・休校の影響を受けることを予測し、対策を立てました。当ステーションには子育て世代の看護師が多く、そのような要配慮者のいる看護師は発災直後～72時間以内は出勤できないと想定しました。

また、スタッフはBCP発動から72時間以内は全スタッフが家族の安否確認を行い、その後、管理者と当日・翌日の当直看護師が参集。そのほかのスタッフはLINE WORKSまたは災害用伝言ダイヤルで安否と出勤可否などについて報告し、可能なスタッフが出勤することにしました。

発災後72時間以降は、災害対策本部長がシフトを管理し、スタッフが6日以上の連続勤務にならないよう調整することにしました。災害状況によってはスタッフの人数が減ることも考えられ、復旧に時間がかかると休暇をとれないリスクもあります。したがって、看護師の身体的・精神的なストレスマネジメントが課題になると推測します。

3 リソース：モノ

新型コロナウイルス感染症まん延に伴い、マスク・手袋などがまったく手に入らない状況が続いたことから、衛生材料については1カ月以上必要十分な量を確保し、在庫管理する体制をつくりました。このシステムは災害時などのリスクにも対応できます。

発災後は停電が長期化することが予測されるため、発災直後から無駄なく節電できるようパソコンを1台ずつ使用することにしました。ただし、パソコンの使用年数によりバッテリー稼働は大きく変わるので定期的にチェックが必要です。全スタッフに貸与しているスマートフォンの台数分の外部バッテリーの準備もしました。そのほか平時の対応として、ガソリン給油、車・自転車のメンテナンスなどをしておくことも重要です。

4 リソース：カネ

災害時には業務の縮小による減収が考えられます。また復興まで長引けば、居住人数は減り、スタッフの減少などから収入減の長期化も予測されます。そのため、平時より関係機関などから発信される補助金などの情報を収集する必

表 5-5　メディカル・パンプ訪問看護ステーションの事業継続計画サマリ

事業継続計画サマリ		リソースリスク[*1]	対策・対応[*2]	
			直後	72 時間
体制		・管理者が指揮命令系統を行えない（死亡・家族の安否不明） ・災害対策本部が発足できない	・災害時の BCP 発動 ・管理者からの発信がない場合の発信者の決定 ・災害対策本部の設置 ・スタッフはアクションカードによる行動	・地域包括支援センターに利用者の安否などについて報告 ・地域多機関の被害状況の確認と相互支援（人的・物的）の実施
リソース	ヒト	・被害状況がわからない。スタッフの安否も把握できないため稼働可能な人数がわからない ・スタッフが長期的に出勤できない（要配慮者がいる・死亡外傷・自宅が被災など）	・業務の縮小：管理者・当直看護師（当日および翌日）は家族の安否確認後に参集 ・その他スタッフは本人・家族の状況・避難状況を LINE WORKS にて報告	・業務の縮小：管理者・当直看護師（当日および翌日）は出勤 ・その他のスタッフは発災時報告からの変化・出勤状況を LINE WORKS にて報告
	モノ	・ライフラインの断絶により物資が届かない。近隣の店舗でも購入できない ・被害地域全体の物資の不足 ・道路状況により車を使用できない ・パソコンやスマートフォンの充電切れ・計画停電などが実施されるなどライフラインが完全に復旧しない ・ガソリン供給困難 ・暑さ寒さ対策困難	・ライフラインの確認 ・被害状況の把握（事務所・訪問地域） ・物資の使用を必要最小限に抑える ・PC などの使用順序の確認	・備蓄・ストックの利用 ・水の調達 ・充電器の再充電 ・ライフライン復旧状況の確認 ・二次災害対策
	カネ	・業務の縮小による収入減 ・利用者・職員の減少 ・電子カルテが使えないことにより実績が把握できない	・電子カルテ使用不能の場合は紙に記載	・電子カルテ使用不能の場合は紙に記載
	情報	・情報の入手・共有が難しい ・電子カルテを見ることができない	・入手した情報を LINE WORKS を使用してスタッフと共有 ・道路状況などの情報をスタッフと共有	・入手した情報を LINE WORKS を使用してスタッフと共有 ・主治医・ケアマネジャーなどの多職種と情報共有
利用者		・居宅の喪失により生活継続困難、認知症の悪化により独居生活困難などで利用者減 ・地域の被災により、利用者の新規依頼減	・トリアージで優先順位の高い人から安否を確認し、安否確認チェックリストに記入 ・安否を確認できない人には再度連絡する	・トリアージによる優先度と出勤スタッフ数から訪問計画を検討 ・医療機器作動の確認 ・必要時避難所への誘導、食事、排泄、環境の確認

* 1　「リソースリスク」とは、災害発生後リソースが損失・不足する原因
* 2　減らさない対策・対応：「防護」「備蓄・予備」／活用する対策・対応：「代替・節約」「業務トリアージ」／増やす対策・対応：「調達」「修復・回復」
* 3　「アクションカード」については、**p.86 図 5-1** 参照

対策・対応*2		平時
1カ月以内	それ以降	
・災害対策本部で毎朝情報交換を行う	・地域の災害状況・課題の把握 ・地域多機関の運営状況の確認と相互支援	・訪問地域のハザードマップを確認 ・ステーション管理者会や地域連携会で災害時の地域連携体制の基盤を確立 ・ステーション内で災害訓練の実施 ・アクションカード*3の作成とスタッフへの周知 ・併設する訪問診療クリニックとの災害時の連携協定 ・BCP発動基準の周知
・業務の縮小：スタッフの被害状況の確認 ・スタッフの今後の勤務体制を確認 ・スタッフのストレスチェック	・スタッフのストレスマネジメント ・超過勤務スタッフへの休暇取得推進	・スタッフの平時の状況確認（居住地・避難場所・家族状況） ・災害時のBCP発動基準の設定 ・通信手段の確保と連絡体制の整備（LINE WORKS、災害伝言ダイヤルを利用）
・衛生材料などの発注先への連絡 ・自治体が提供する衛生材料の確認 ・訪問地域の計画停電の時間を把握 ・近隣ステーションとの助け合い ・備蓄・ストックの活用方法の検討	・備蓄・ストックの活用、充電時間の確保	・衛生材料の確保（1カ月分を目安） ・衛生材料などの発注先を複数確保する ・訪問手段（車・自転車）の定期的なメンテナンス ・スタッフ用の食糧・水・毛布などの生活必需品の確保（7日分を目安） ・事務所の環境整備（カルテ棚などの転倒防止・点検・タブレットやスマートフォン用充電器・乾電池の補充） ・PC・スマートフォンの停電時使用手順
・稼働率による売り上げの予測 ・ネットワーク回復次第給料の支払い（時間外などの手当ては翌月以降の支払い）	・被災月からの保険請求業務 ・訪問看護指示書などの必要書類の入手 ・経済的な支援制度・補助金などの申請 ・経営資源の精査と対策立案	・1カ月分の必要経費の把握 ・災害時出勤手当・時間外労働についての取り決め
・看護協会などの情報を確認 ・活用可能な支援制度の把握 ・災害状況の確認	・災害状況の確認 ・復興状況の確認	・自治体・訪問看護ステーション協会などに登録し、さまざまな情報をメールで受信できるよう環境を整備 ・地域の多機関・多職種と利用者の安否確認や連携方法を確定
・全利用者の居住先（自宅・避難先・その他）を把握 ・転居した利用者には転居先訪問看護ステーションへの申し送り ・トリアージでの優先順位の高い人から通常の訪問看護を提供 ・避難所への訪問看護可否の確認と可能なケースは訪問看護の実施	・全利用者への訪問看護の実施 ・新規利用者の受け入れ開始（スタッフの勤務状況によって受け入れ人数調整）	・利用者情報の確認（キーパーソン・家族の連絡先・避難所） ・利用者ごとの安否確認方法の確定と安否確認チェックリストの作成 ・利用者情報（住所・連絡先・医療処置や処方薬など）の紙ベースでの保存（1カ月ごとの更新） ・トリアージの実施（1カ月ごとの更新） ・室内の安全確保と災害に対する備えの支援

図 5-1　アクションカードの例

災害時アクションカード

まずは自分自身の安全の確保

訪問中→安全にケアを中断する。利用者同居者の安全確保と指示簿のチェックリストをチェック

訪問中以外→車は道路左端に寄せる。車走行困難な場合はエンジンを切り鍵は車内に残しドアロックをしない

家族の安否安全確認

ラインワークス（だめなら伝言ダイヤル117）に状況報告
① あなたについて　今の状況　怪我の有無など
② 家族の安否
③ 居場所（自宅/避難所）
④ 出勤の可否
当日翌日当直看護師、その他来られるスタッフは安否確認後災害対策本部に集合してください

災害対策本部は事務所　使用不可の場合は駐車場
管理者がいなければ、その日の当直看護師がリーダーです
☆BCP発動基準の災害後3時間経ってもラインワークス安否確認が流れない場合は、当直看護師が流してください。

BCP発動基準

地震：世田谷区で震度5強以上
風水害：警戒レベル4以上
その他：自社へ直接的な影響があると管理者が判断した場合

メディカル・ハンプ訪問看護ステーション災害時基本方針

◆　災害時には、事務所職員の命と安全を第一に守る
◆　利用者の安全確認、安全確保に尽力する
◆　地域の医療サービスの一つとして地域住民の安全確保と
　　地域の復旧に協力する
◆　できるだけ速やかに事業を再開継続できるようにする

要があります。

　また、発災後に保険請求が可能になっても、電子カルテに入力できないことも考えられます。そこで、代替方法として、後述する利用者個人ファイルに記載できるようにしました。

5 リソース：情報

　電子カルテはスタッフが事務所から離れた場所でも操作できるクラウド型にしています。しかし、災害時にインターネットに接続できなければ電子カルテを見られません。そのような事態を想定して、紙媒体での記録を用意しておくことも必要です。

　私たちは通常、訪問時に利用者ごとのファイルを持っていきます。このファイルに利用者の個人情報と地図のほかに、処置表、必要な申し送り事項の情報を記載し毎月更新しています。

　このファイルを災害時にも利用できるよう、利用者のトリアージ判定の結果と安否確認チェックリスト、利用者ごとの避難所を記載できるようにし、毎月更新するようにしました。新規利用者も相談開始時に個人ファイルを作成しています。

6 利用者

当ステーションではトリアージの判定基準を次のように定義しました。

優先順位 1：医療機器を使用している・医療依存度が高い・高齢独居

優先順位 2：高齢者世帯（近くに家族がいない）

優先順位 3：その他の利用者

2022 年 1 月時点の利用者 187 人のうち、優先順位 1 は 63 人、優先順位 2 は 38 人で、約半数の利用者に早急な安否確認が必要です。発災後に何人のスタッフが参集できるかわからず、建物の倒壊や道路の寸断が予測される地域で、これだけの利用者の安否確認は容易ではありません。

まずは 1 件の訪問をなるべく短時間で行えるよう、平時から利用者への災害時支援も必要です。

2 おわりに

当ステーションが BCP 作成においてこだわったことは既存のモノや体制を活かすことでした。BCP の PDCA サイクルを継続していくためにはできるだけ業務を増やさず、今の業務の流れに沿って考えることが大切だと思っています。また、多職種の連携会がコロナ禍においても継続して開催されていたので、その機能を災害時にも活かしていきたいと考えています。

●引用・参考文献
・ 世田谷区経済産業部産業連携交流推進課：世田谷区経済産業の動向（世田谷区経済産業白書），平成 31 年（2019 年）3 月．
https://www.city.setagaya.lg.jp/mokuji/shigoto/009/d00165963_d/fil/hakusyo.pdf
・ 厚生労働省老健局：介護施設・事業所における自然災害発生時の業務継続ガイドライン，2020．https://www.mhlw.go.jp/content/12300000/000704787.pdf
・ 佐藤純：在宅ケア従事者だからこそできる災害対策がある．訪問看護と介護，25（8），p.600-605，2020．
・ 石田千絵：訪問看護においてなぜ BCP 策定が大切なのか．訪問看護と介護，25（8），p.606-614，2020．
・ 佐藤純，金坂宇将，橋爪健二，ほか：BCP を作ってみよう．訪問看護と介護，25（8），p.615-630，2020．
・ 日本能率協会総合研究所：地域における中小規模の訪問看護事業所の機能強化および事業所間連携の推進に関する事業　報告書，2021．
https://www.jmar.co.jp/asset/pdf/job/public/llgr2_37_report.pdf
・ 全国訪問看護事業協会：自然災害発生時における業務継続計画（BCP）―訪問看護ステーション向け―，2020．https://www.zenhokan.or.jp/wp-content/uploads/r2-1-3.docx

同一法人の複数施設全体で組織的に連携して取り組む BCP ——ふれあい訪問看護ステーション

事業所の概要（2022年1月現在）
●開設年｜1995（平成7）年
●所在地｜東京都北区
●開設（経営）主体｜東京ふれあい医療生活協同組合
●職員数｜看護師12名（常勤8名・非常勤4名）、理学療法士1名（常勤）、作業療法士1名（常勤）、言語聴覚士1名（非常勤）、事務職1名（常勤）
●利用者数｜225名／月　●訪問件数｜1194件／月　●在宅看取り｜30件／年
●併設施設｜機能強化型在宅支援診療所（訪問診療）3カ所、介護事業所（居宅介護・訪問介護・デイサービス・通所リハビリテーション）4カ所
●通勤手段｜公共交通5割・自転車5割
●訪問範囲／訪問手段｜北区・荒川区・足立区　ステーションより2.5km圏内／自転車10割
●ステーションの特徴｜機能強化型Ⅰ訪問看護ステーション、24時間緊急時訪問看護
●スタッフの特徴｜常勤7割は10年以上の経験年数。子育て・介護3割 認知症看護認定看護師1名　訪問看護認定看護師2名
●利用者の特徴｜在宅支援診療所があるためターミナルが多い。居宅もあるので高齢者も多く、リビングニーズも高い
●事業所がある地域の災害の特徴｜この地域には大小合わせて4つの河川が流れ、豪雨災害での被害が想定される。また、地盤が弱く、液状化も考えられる。住宅密集地では地震・火災も想定される
●事業継続上の方針｜ ・スタッフとその家族の生命を守る ・利用者へのサービスが早急に再開できるよう法人内での人的リソースを最大限活かす ・防災意識を高める

　当ステーションの訪問エリアは北区・荒川区・足立区の3区にまたがり、特に北区は東京23区の中で高齢化率が高く、また高齢者のみの世帯では一人暮らしの割合が約7割となっています（令和2年1月1日現在）[1]。また、この地域には多くの河川が流れることから水害のリスクが高く、ステーションの中心に近いエリアはもともと沼地であったため、地震による液状化の被害も想定されます。

　当法人内には、上記の3区に各1カ所の機能強化型在宅支援診療所があるほか、居宅介護支援、訪問介護、デイサービス、通所リハビリテーション（デイケア）の各事業所も併設していることから、法人全体の人的リソースを有効に活用し、法人全体の事業を継続するために、訪問看護ステーションとして取り組むべきBCPの作成が必要と考えました（**表5-6**）。

1 体制

　発災直後は法人全体で災害対策本部の立ち上げが行われます。法人のBCMにも災害対策本部の指示命令系統の優先順位が決められています。発災72時間は、地域に緊急避難救護所が立ち上がるため、各診療所は診療を始める前に、まず情報収集を行い、診療再開に向けて準備します。

　その間、当法人の診療所でも、看護師は法人各部署の業務優先順位のトリアージに沿って必要な部署に配置されます。また、法人内の本部職員や訪問介護員、セラピストも法人全体の事業の優先業務を考えた上で、人員配置を行っていく必要があります。在宅部門では同じ利用者に訪問しているケースも多いため、業務トリアージは各部署間で早急に実施していきます。

　その後は、被災復興状況に合わせ法人事業が速やかに行えるように人的配置はこまめに行います。法人内の事業の状況を把握するために定期的に災害対策本部と情報共有します。

2 リソース：ヒト

　訪問看護ステーションの体制だけで考えると、要配慮者のいるスタッフ（子育て・要介護者）、公共交通機関を利用するスタッフ、自転車通勤だが川が多いため橋を渡って来れなくなるスタッフのことなども考えると、3分の1が72時間以内には参集できないことが想定されます。まずはステーション内で安否確認を行い、出勤可能者の確認とともに、出勤不可能者の状況の把握、見通しの確認を行います。出勤可能な人材で、優先業務を行うための勤務調整の実施計画を24時間以内に立てます。法人全体の安否確認を行った上で、72時間以内に安否確認に回れるよう稼働人材の把握と計画を立てます。安否確認の際は、医療者と事務職員などで2ペアとなるよう配置を行います。勤務調整を行う上では、出勤可能者の身体的、精神的負担が重くならないよう配慮したシフト調整が必要となります。また、緊急対応については道路状況にもよるので、いつから対応ができそうか検討しなければなりません。同時に出勤できないスタッフの精神的なフォローも行いつつ状況把握に努め、1カ月以内を目指して出勤計画を話し合います。

　人的リソースの活用はその時の被害状況にもよるため、時間を追っての対応が重要です。管理者不在となったときのことも考えると、優先業務を行うためには何人くらいが必要かなどをあらかじめ法人全体で考えておくため、各部署のBCPのすり合わせは重要です。また、各スタッフの災害時の行動計画を把

表 5-6　ふれあい訪問看護ステーションの事業継続計画サマリ

事業継続計画サマリ		リソースリスク*1	対策・対応*2	
			直後	72時間
体制		職員の死亡により指揮命令系統が整わない 安否確認が行えない 擁護者のいるスタッフが多い 全スタッフがそろわない	安否確認で人員の把握 緊急避難救護所の開いている間は地域の診療所は閉鎖。診療所看護師の安全確認、人数把握 ⇒法人内での災害対策本部立ち上げ	業務優先順位のトリアージ、随時施行 ⇒稼働人員の把握と、法人内の人的リソースの有効活用
リソース	ヒト	橋や道路の被害 スタッフの被災状況（死亡・ケガ） 擁護者（子ども・高齢者）を抱えたスタッフがいる 交通機関の不通 災害による心的ストレス障害	スタッフの安否確認 出勤可能スタッフの確認 出勤不可能者の状況把握、見通しの確認	出勤可能スタッフの勤務調整と業務優先順位の実施計画立案 法人内の看護師やそれ以外の活用状況を把握し、安否確認訪問（医療者＋それ以外） 出勤できないスタッフへの声掛け メンタルフォロー
	モノ	自転車の倒壊で破損（パンクなど） ライフラインの断絶（電気・水道・ガス・通信） PC・iPadの転落 発電機の不備 感染症の発生もあり得る。防護具の不足 衛生材料の不足、入手困難	使用可能な自転車の選定。発電機の作動確認 道路状況を確認し移動手段の検討（徒歩 or 自転車）、節電・節水（使用可 or 不可） 帰宅困難者の宿泊場所、食料確保	乾電池式充電器 徒歩 or 自転車 ペーパーでの記録 手持ち充電器での充電 乾電池
	カネ	利用者の死亡や怪我で入院 災害後引っ越し（他県への引っ越しや仮設住宅への引っ越し）による利用者減少 訪問実績の不備で請求ができない 伝送ソフトの破損で請求ができないため現金が入らない	請求ソフトが入っているPCの確認 訪問実績の記録作成 安否確認リストの作成	訪問者のトリアージ（安否確認も含める）⇒訪問リストの再作成、訪問計画の練り直し ケアマネや他事業所との連携をとる
	情報	ライフラインの不通・通信手段の不通・津波による川の氾濫・液状化	近隣の災害情報の確認と災害時緊急避難救護所などの開設状況の確認 区内での災害時情報共有（メールでの安否確認） 普門エリアの災害状況（道路、家の倒壊など）	避難所の状況把握と救護所の設置場所の確認など インフラ再開状況の確認
利用者		停電による医療機器の充電切れ・停止、介護者の死亡、怪我、住居の倒壊・半壊・地震火災 利用者の転居、仮設住宅への転居、利用者の減少、PTSD、うつ、メンタルの不安定、フレイルの増加によるリハニーズ増加	安否確認、生命の維持、生活の維持 医療的処置・ケア訪問 リハ職も安否確認	安否確認シートを活用して、訪問計画を立てる

＊1　「リソースリスク」とは、災害発生後リソースが損失・不足する原因
＊2　減らさない対策・対応：「防護」「備蓄・予備」／活用する対策・対応：「代替・節約」「業務トリアージ」／増やす対策・対応：「調達」「修復・回復」
＊3　「アクションカード」については、**p.86 図 5-1** 参照

対策・対応[2]		平時
1カ月以内	それ以降	
各部署の看護師適正配置 業務完全再開に向けた計画の見直しを定期的に実施 ⇒法人内の事業再開に合わせて人員配置 災害対策本部との情報共有	法人全体での人材確保は継続的に実施。 定期的な会議	災害時のイメージ化、訓練、意識づけ 法人BCPの周知 BCMが行われるよう計画 ステーション内の指示命令系統の明確化 ステーション内のBCPの意識化と見直しを定期的に実施 災害時に向けた業務の見直し
面談や産業医の活用 東京都訪問看護ステーション協会と連携し都内の状況把握 近隣ステーションとの連携 出勤できないスタッフのメンタルフォローや復帰計画	出勤者へは適宜面談 出勤不可能者の状況把握と復帰計画など検討。法人内での配置転換も検討 産業医の活用	法人とのBCPすり合わせ。ステーション内の初動確認。安否確認練習。アクションカード[3]の作成。 患者リスト作成、更新
PC・iPad、自転車修理 法人内での衛生材料の在庫チェックと分配	在庫管理	自転車充電は週末は常にしておく （エネポなど発電機、手持ち充電器の準備） 衛生材料、感染防御物品の在庫管理・インソール準備
伝送以外の請求について検討	順次ケアマネとのサービス調整	誰でも請求ができるようマニュアル整備
災害情報確認	災害に伴う加算や制度の変更などの情報収集。各看護団体からの情報を確認する	発電機、充電器の確保 ・患者リスト作成、更新 ・東京都防災アプリ ・北区災害メール登録 ・避難所の把握
仮設住宅への訪問看護を増やす 介護・リハ訪問（通所リハの再開がない間は、セラピストに訪問してもらう）	フレイル（リハ需要）、メンタル対応のための訪問 サービスの復帰状況に合わせセラピストの適正配置を検討	利用者の災害時個別行動計画を立てておく（サービス間で）トリアージ訓練・避難所の把握と利用者への周知

1章
2章
3章
4章
5章
6章

握するため、アクションカード（**p.86 図 5-1 参照**）も作成予定です。近隣
ステーションとの連携が図れるかについても今後所長会で検討します。

3 リソース：モノ

　自転車を使って訪問するため、まずは使用可能な自転車の有無と、周辺の被
害状況を確認します。道路自体の被害だけでなく路上に破損したガラスや危険
物もあるため、自転車を稼働させることでパンクなどの破損が生じた場合、被
災下では修理ができなくなることも考えられ、そうなると移動手段は徒歩が想
定されます。靴底に踏み抜き防止策を講じられるようなインソールの準備が必
要です。日中に被災した場合、通勤者は帰宅困難となることもあるため、帰宅
困難者が宿泊できるスペースの確保や、食料の備蓄を行います。また訪問業務
を一部再開することで、記録や請求のために利用する PC や iPad は使用台数
を絞って節電します。

　「モノ」に関しては平時から準備が重要なので、備蓄、事務所スペースの確保、
帰宅困難者の宿泊場所、PC や携帯の充電ができるようにエネポ®などの発電
機以外に手持ち充電器を準備しておきます。常日頃から災害を想定した物品の
定数の決定と在庫チェックが欠かせません。地震災害は遅れて感染症などがまん
延することも想定されるので、マスクやディスポグローブなどの在庫チェッ
クも忘れずに行います。

4 リソース：カネ

　利用者が災害で亡くなったり、被災して別の地域への避難やエリア外の仮設
住宅への転居などにより、利用者の減少が予測されます。PC の故障による請
求ソフトの使用不可やライフラインの復旧状態、請求先の復旧の問題で、現金
が入ってこない場合も想定できます。また、請求業務のできる職員も限られる
ため、ほかのスタッフでも可能なようにマニュアルの整備が必要です。さらに
都の救済措置や事業継続に必要な情報などを把握するために、各看護団体から
発信される情報も確認が必要です。

5 リソース：情報

　利用者宅へ訪問することを想定し、災害の被害情報やライフラインの状態の
把握、復旧情報など、インターネットによる情報収集が行えなくなることも想
定しラジオも準備しておきます。また、自分の訪問している区の災害情報の入
手も行います。

　平時より、電子カルテが使えなくなった時のことを想定し、利用者情報が一
覧でわかるよう紙の情報も常に更新しておきます。利用者が 200 人を超えて
いるため、勤務可能なスタッフが訪問したことのない利用者宅に訪問すること

も想定し、最低限の情報の把握ができるようにまとめておきます。

　訪問するためには、災害の被害状況やライフラインの状態の把握、復旧状況などの情報が重要です。また、自分の訪問先の地域の災害情報も入手が必要です。支援物資や食糧など、救護所に避難している利用者の把握もします。都の災害アプリや区の災害メールをあらかじめ各スタッフが登録しておくようにします。

6 利用者

　前もって利用者の優先度を決めておきます。医療的な処置が必要な療養者、独居、家族のいない高齢世帯の安否確認を優先的に行います。多職種で安否確認が重複しないよう、訪問看護ステーションで確認する利用者を決めておきます。安否確認シートをもとに、有効な訪問計画を立てます。1カ月以内をめどに、フレイルを早期に予防するためにもセラピストの訪問についても検討します。

　平時から災害時を想定して、多職種で個別計画を立てておくことが大切です。

2 おわりに

　平時から自分たちの法人のリソースを把握しておくこと、複数施設がある場合はそれぞれ個別にではなく、全体のリソースを考えてサマリを書き、平時から予測、準備することがいかに重要か改めて学ぶことができました。

　当法人では、各部署のBCPは作成されていたものの、なかなか他部署に周知されていなかったため、まずは平時より各部署の管理職への周知を図り、法人として全体のBCPを把握し、BCMが行われるように、定期的な見直しを行っていくことが重要と考えました。在宅部門でも、常日頃よりBCPの検討を重ねることを提案していきます。

●引用文献
1) 北区高齢福祉課：令和2年度第3回区政モニター会議. 北区地域包括ケア推進計画について. 高齢者保健福祉計画・第8期介護保険事業計画 令和3年度～令和5年度. 令和2年12月5日，2020.
https://www.city.kita.tokyo.jp/koho/kuse/koho/kocho/kuse/documents/3powerpoint.pdf

風水害リスクが高く子育て中のスタッフが多いステーションにおける BCP
——なごみ訪問看護ステーション

事業所の概要（2022 年 1 月現在）
●開設年｜2006（平成 18）年
●所在地｜東京都府中市
●開設（経営）主体｜医療法人社団恵仁会
●職員数｜看護師 6 名（常勤 3 名・非常勤 3 名）、作業療法士 3 名（常勤）、事務職 1 名（常勤）
●利用者数｜81 名／月　●訪問件数｜571 件／月　●在宅看取り｜1 件／月（年 13 件）
●併設施設｜居宅介護支援事業所 1 カ所、急性期病院 1 カ所、回復期リハビリ病院 1 カ所
●連携施設｜医療機関 36 カ所、居宅介護支援事業所 19 カ所
●通勤手段｜公共交通 4 割、自転車 6 割
●訪問範囲／訪問手段｜府中市／自動車 3.5 割・自転車 6.5 割
●ステーションの特徴｜24 時間対応　訪問看護指示書の発行元は、併設の病院よりも地域の病院・開業医・訪問診療医が多く、地域に根差したステーション
●スタッフの特徴｜訪問スタッフの約半数に未就学児や小学校低学年の子がおり、女性・男性スタッフのほとんどが、保育園から小・中・高・大学生を含む子育てにコミットしながら勤務している。
●利用者の特徴｜介護保険利用者 8 割　医療保険利用者 2 割　医療ニーズよりも生活支援のニーズが高い利用者が多く．多職種による支援が欠かせない
●事業所がある地域の災害の特徴｜風水害リスクが高い。当ステーションおよび隣接する同じ運営母体の病院は多摩川の土手にほど近く、氾濫時における浸水想定区域（3〜5m 未満）の真っ只中にある。
●事業継続上の方針｜ ・事業所が被災しても、リソースを守ることで事業を継続できるようにする ・スタッフと利用者の生活を守れるよう、ステーション内および地域のリソースを活用する

　当ステーションは、東京都府中市という、都心から電車で 30 分ほどの地域の南西部に位置しています。近隣には 1000 戸を超える都営団地があるほか、多摩川沿いの平地に広がる住宅街の間には水田や梨畑が点在するのどかなところです。

1 風水害による被災リスクが高いのは「事業所」

　BCP という言葉を聞いたとき、筆者は地震のような大規模災害時の対応をイメージしていました。準備しておかねばと焦る一方で、実際起きてみなければ被害も対策もわからない、といった現実逃避もあり、日常の業務にまぎれて手をつけられずにいました。

　そんななか、まさに BCP の必要性を実感する出来事が起こりました。2019（令和元）年の台風 19 号により多摩川の堤防の一部が決壊し、23 区では浸水地域が発生したのです。当ステーションの近くの土手も上限近くまで増水し、浸水想定地区に住む利用者の避難支援や安否確認が必要となる状況と

なりました。幸い府中市では氾濫に至らず、利用者にも事業所にも被害は出ずに済みましたが、筆者にとってBCPを考える上で大きな視点の転換がありました。それは、もし氾濫による浸水が発生した場合、最も被災リスクが高いのは土手の近くに住む一部の利用者と、支援する側であるはずの自分たちである、ということです。

　訪問看護ステーションは利用者を支援する側であり、災害時もその立場であることが前提だと思っていました。しかし、風水害による浸水は被災地域が限定され、それ以外の地域では通常の生活が続いています。つまり、事務所が浸水して機能不全に陥っても、被災していない利用者には通常どおり排便コントロールやストマのパウチ交換、緩和ケアといった訪問看護のニーズが継続している、という状況です。災害時に事業を継続できる体制を作っておく必要性を、より切実に感じた出来事でした。

2 風水害時にリソースを守るBCP

　近年の気候変動により高まる風水害というリスクと、リソース中心のBCPという考え方により、筆者にとって雲をつかむようだったBCPの策定をステップごとに検討することができました。ここでは、体制・ヒト・モノ・カネ・情報・利用者の項目の中から、ヒト・モノ・利用者について触れていきます（**表5-7**）。

1 ヒト

　当ステーションのスタッフは管理者を含め半数がステーションの近くに住んでおり、浸水想定区域に入っています。風水害が予測される場合には事前に浸水想定区域外へ避難する可能性が高く、被災直後の安全の確保はしやすいと思われます。しかし、自宅が浸水したり、自宅近くにある保育園や幼稚園、小学校が被災により閉鎖されたりすれば、出勤困難となるスタッフが発生します。「リソースを活用（抑減）」する対応として、浸水区域外の稼働可能なスタッフを中心に、直行直帰など柔軟な訪問体制を準備しておく必要があります。

　中長期的には、被災したスタッフが被災前の勤務形態や稼働時間を維持できるかというリスクに対して、新規採用といった「リソースを増やす（増加）」ことも必要になると考えられました。

2 モノ

　事業所が浸水した場合、訪問するための自転車、自動車、訪問カバンや手袋などの衛生物品、PCその他、すべてのモノが被災します。浸水の規模によっては一定期間事業所にたどり着くこともできなくなる可能性があります。

表 5-7　なごみ訪問看護ステーションの事業継続計画サマリ

事業継続 計画サマリ		リソースリスク*1	対策・対応*2		
			直後	72 時間	
体制		・管理者が対応不能、スタッフと連絡がとれない ・リーダーとスタッフの稼働が定まらない ・母体病院が被災した際の組織の復旧の遅れ	・連絡のとれたスタッフで体制を構築	・優先性の高い訪問の継続	
リソース	ヒト	・スタッフが出勤できない ・稼働可能な時間が定まらない ・スタッフの勤務継続が困難	・スタッフの状況を把握する ・スタッフの稼働可能時間の確認	・優先性の高い訪問を割り振る ・出勤体制を柔軟にする	
	モノ	・移動手段、訪問カバン等を確保できない ・物品を補充できない ・物品の補充ルートが安定しない	・避難先からの物品の回収	・母体病院からの物品の融通 ・行政や職能団体との連携	
	カネ	・遠隔避難等による利用者の喪失 ・記録を残せない ・記録の不備、事務職対応不可等で請求困難	・自宅に残る利用者への訪問継続 ・記録に残す	・MCS 等で訪問記録を共有	
	情報	・スタッフ、利用者の安否情報が得られない ・基礎情報が得られない ・遠隔地への避難後などの情報が得られない	・複数の連絡先、紙ベースの情報一覧の活用 ・災害伝言ダイヤル等の活用 ・複数のルートからの情報収集	・MCS に入力しておいた基礎情報の活用	
利用者		・避難、被災による利用者の喪失 ・避難所への訪問ニーズのある利用者と自宅への訪問ニーズのある利用者の混在 ・新規利用者がいない/受入不可	・避難先の確認 ・在宅避難者の被災状況の確認	・優先性の高い訪問のトリアージ	

＊1 「リソースリスク」とは、災害発生後リソースが損失・不足する原因
＊2 減らさない対策・対応：「防護」「備蓄・予備」／活用する対策・対応：「代替・節約」「業務トリアージ」／増やす対策・対応：「調達」「修復・回復」

　ここで、「損失を防ぐ（抑失）」という視点により、モノを避難させる、という発想を得ることができました。風水害はある程度予測ができる災害です。したがって、事前に訪問に必要な物品を事業所の車に積んでおき、自転車等を含め普段連携している浸水想定地域外の連携施設等に置かせてもらう、加えてそうした協定を平時に結んでおく、といった対策が考えられます。あるいは、浸水想定地域外のスタッフが車や物品を持ち帰って被災を防ぐということも可能です。

　BCP によって、もし事業所が使用不能になっても、稼働可能なスタッフが必要な物品を使って優先度の高い利用者の訪問を継続することができます。

3 利用者

　府中市では現在、行政と介護サービス事業者連絡協議会とが風水害時における要支援高齢者の安否確認、避難所への避難誘導に関する協定を締結し、対応を検討しているところです。

　各事業所は、他職種と連携して浸水想定区域に住む利用者を中心に事前避難

対策・対応[*2]		平時
1カ月以内	それ以降	
・母体病院との連携体制の確立	・病院との定時ミーティングの継続	・スタッフの複数の連絡先の確認 ・稼働可能条件の把握 ・法人との被災リスクの共有、連携関係の維持
・勤務形態変更等の検討 ・他のステーションへの利用者の移行	・新規スタッフの募集	・スタッフの個々の事情の把握 ・働きやすい勤務形態の維持
・ロジスティック部門との連携 ・行政や職能団体との連携	・ロジスティック部門との連携 ・行政や職能団体との連携	・在庫に余裕をもたせる ・在庫の減少に注意し、早めに発注
・訪問記録の収集、とりまとめ ・事務職対応不可の場合は、管理者、スタッフ、法人事務職員による請求事務の代行	・記録方法の確立 ・事務職員の復帰または新たな請求事務担当者の確保	・近隣での避難先を確保しておく ・請求事務の手順化 ・代行可能者の確保
・別居の家族など、事前に把握している複数の連絡先に連絡をとり、状況を把握 ・他職種、他機関との連携	・PCの復旧 ・他職種、他機関との連携	・MCSに基礎情報と処方を入力 ・紙ベースでの利用者一覧表の活用
・訪問ニーズのある利用者の維持 ・稼働可能な体制の確立	・稼働可能な体制の確立 ・他の事業所、居宅介護支援事業所、医療機関との連携	・余裕をもった訪問枠の管理 ・訪問日時の調整等について説明

の支援を行うとともに、被災状況の確認と優先性の高い訪問のトリアージを行う必要があります。当ステーションとしては、浸水想定区域内の利用者に対応するとともに、区域外の利用者への訪問を早急に復旧させることが、利用者の利益の保護だけでなく事業を継続する面でも重要だと考えました。

3 子育て中のスタッフを含めた平時のリソースマネジメント

　　小さな子どもを育てている時期は、急な休みや遅刻早退が必要な時があるというのは、自分自身の経験からも予測できるリスクです。そこで当ステーションでは、急に欠員が出ても利用者の訪問に影響することがないよう、訪問の受け入れ枠を工夫し、1人の利用者に対して訪問できるスタッフが複数いるように体制を組んでいます。

　　子育て中のスタッフが多いことは、ともすると運営上のリスクと捉えられがちです。しかし、働きやすい環境を整えることで、スタッフの「ここで頑張って働こう」というモチベーションを維持でき、子どもが成長するにつれて勤務

時間を延ばしていくなど、長期的に働くスタッフを確保することができます。また、管理者を含めスタッフの過半数が自転車通勤であり、公共交通機関が使えない時には近隣のスタッフが活用できるリソースになります。利用者と同じ地域に暮らしているため、地元のこまごまとした情報が入りやすく、利用者のニーズに対してきめ細かな対応が可能です。

　地域の利用者を支え、子育てもしながら地元で暮らすスタッフとともに事業を継続していくことは、地域に根ざしたステーションである当ステーションの存在意義であり、強みでもあると考えています。

5

山間地域にある町営の小規模ステーション
における BCP ——川根本町訪問看護ステーション

1
章

2
章

3
章

4
章

5
章

6
章

事業所の概要（2022 年 1 月現在）
●開設年｜2018（平成 30）年
●所在地｜静岡県川根本町
●開設（経営）主体｜町営（公立）
●職員数｜看護師 3 名（常勤 2 名・非常勤 1 名）
●利用者数｜35〜40 名／月　●訪問件数｜150〜170 件／月　●在宅看取り｜2 件／月
●併設施設｜地域包括支援センター 1 カ所
●通勤手段｜自動車 10 割
●訪問範囲／訪問手段｜川根本町／自動車 10 割
●ステーションの特徴｜24 時間緊急訪問看護
●スタッフの特徴｜全員自動車での通勤。町外からの通勤者および山間部在住者あり
●利用者の特徴｜高齢独居世帯、高齢者世帯が 5 割。がん・非がんの看取りの割合がほぼ半数ずつ
●事業所がある地域の災害の特徴｜町内の 97％は大小起伏に富んだ山地が占めている。台風等による土石流、地滑り、山がけ崩れ、急斜面地崩壊危険地域、土砂災害特別警戒区域などの被害に結びつく場所が多く、災害発生時にはそれらに伴う停電や断水、道路寸断などのライフラインが停止したまま、復旧に時間がかかる懸念がある。冬季には凍結、積雪の影響もある
●事業継続上の方針｜ ・災害発生により訪問看護が中断することで、普段受けられている医療管理不足による健康状態の悪化を防ぐために、できる限り早急に業務の再開を図ることを目的とする ・スタッフの身の安全を守り、訪問看護を継続できる体制の構築を行うものとする ・地域医療との連携を取り、町民の安全と健康が保たれるような支援に結びつける

　川根本町は、静岡県の中央部に位置し、東は静岡市、南は島田市、西は浜松市に隣接しています。町域は東西約 23km、南北約 40km の南北に細長い形で大小起伏に富んだ山地が占めており、隣接の静岡市内まで自動車で 1 時間 30 分、島田市の国道 1 号線までは自動車で 50 分の距離に位置しています。

　当ステーションは、2018（平成 30）年 4 月に、川根本町役場高齢者福祉課内に町営の訪問看護ステーションとして設置されました。年間で 10 人ほどの看取りを行っており、最近では、がんターミナルと非がんの看取りがほぼ同数で、介護と医療の割合は 8：2 となっています。

　当ステーションの利用者は独居高齢者や高齢者世帯が 5 割を占めており、災害発生時には、重症度にかかわらず、安否確認や避難支援等の必要な利用者が半数以上と考えられます。また、実際には避難できない場合の状況も考えておく必要があります。

　ここでは、地域の町営ステーションとして町役場内で可能な連携を通して作成した事業継続サマリ（**表 5-8**）の事例を紹介します。

1 災害発生時に予想されるリスクと要因

1 リソース：ヒト

　当ステーションは町営であるため、災害発生時にはまず役場内の配備体制に属します。震度5以上の地震発生時には、訪問を中止して役場に戻ることになり、それが夜間・休日であれば、配備基準に沿って役場に参集となります。そして、時間経過とともに訪問看護業務のトリアージを実施し、継続の必要な業務（医療依存度の高い利用者への訪問）が開始できるように考えられています。

　特に、災害発生直後はスタッフや利用者の安全確保、安否確認、全容の把握などが初動対応になると予測され、それ自体が人的リソースを減らさないための一段階になると考えます。川根本町においては、72時間を経過するまで、土砂災害、水害等により出勤できない、もしくは訪問先から戻れない等がリソースリスクとして想定されます。

2 リソース：モノ

　状況によっては、道路が寸断され、物的リソースである衛生材料等の補給ができなくなり、備蓄が底をつくことも予測されます。一般的にライフラインは72時間程度で復旧するといわれていますが、川根本町は中山間地域ということもあり、道路の整備や電力の復旧などに時間を要することも予測しておく必要があります。

　備品については、役場の備蓄資材を物的リソースとして利用できることもあり、ステーション独自で管理しなくても対応できる部分もあります。一方で、訪問看護に必要な衛生材料や交通手段の確保についてはステーションで独自に検討や備蓄等しておくべきであることから、重要事項のリソースに入れる必要があると考えました。

3 リソース：カネ

　資金リソースも重要であると考えますが、当ステーションの場合、役場内の組織であり、資金については訪問看護の収入に左右されにくく、優先度は低いと考えます。ただ、災害状況が落ち着いた時、多くの利用者が町外に移住したまま戻れないことも想定され、その後の運営に支障が出ることが懸念されます。資金についても、減らさないリソースとして検討しておく必要があると考えました。

4 リソース：情報

　情報収集の方法としては、当ステーションは町営であるため、町の災害対策本部の指揮系統に入ること、また高齢者福祉課内に地域包括支援センターも設置されているため、地域の状況等の情報は得やすく、災害時にも情報共有、連携という部分で活かせます。

5 「事業継続計画サマリ」への整理

　当ステーションの重要事項の中でも優先度の高い項目を「ヒト」、中度として「モノ（訪問看護に必要な）」、優先度は低いが重要事項として「カネ」「情報」と考えました。

　72時間以前の対応をスムーズに行うことは、その後いかに早く通常業務に近づくかにつながり、それを「事業継続サマリ」として時間軸に当てはめて作成したことで、BCPのひな型にスムーズに転記できるように感じました。

　「事業継続計画サマリ」には、まず「リソース対策」で挙げた「減らさない」対策と「活用する」対策を「直後」から「72時間」までの対策として抽出することができました。前述したとおり、「モノ」「情報」リソースは、役場としての連携の中で活用できるものも多く、アクションカード（**p.86 図 5-1 参照**）により、それらを活用しスタッフが誰でも対応可能な状況を作ることができると考えました。

　また、情報が整理できることで、人的リソースの対応がスムーズになると考えます。災害全容の把握ということでは、役場内の情報の共有が活きてきますが、災害下においてスタッフや利用者の状況を把握するには、災害直後の情報リソースとして、紙ベースで用意しておく必要があります。72時間以内に重症度の高い利用者をトリアージし、対象の利用者の訪問をできるだけ早く再開したいと思いますが、その際、紙ベースで個別支援計画書を作成しておくことで、早期の訪問開始につなげられると考えました。

2　リスクへの対応・対策

　ここまでの内容を検討して、災害発生の「直後」から「72時間」までのリソースは「減らさない」対策と、「活用する」対策が主になってくることがわかりました。

　災害発生時はステーションへ参集もしくは戻ったスタッフから、重要業務のトリアージを行う必要があると考え、そのために有効であると考えられるアクションカードの作成を重要な作業と位置づけました。災害発生直後に、それぞれのスタッフが、自分自身の安全確保を行うことで、お互いの安否確認ができ

1章　2章　3章　4章　5章　6章

表 5-8　川根本町訪問看護ステーションの事業継続計画サマリ

事業継続計画サマリ		リソースリスク*1	対策・対応*2		
			直後	72時間	
体制		・管理者が死亡もしくは重篤な健康状態の悪化により指揮系統が確立できない ・通勤手段がない等の理由で訪問看護業務につくものがいない ・混乱状態で状況の把握ができない ・訪問看護のための道具や手段が確保できない ・タイムリーな優先順位の判断をできる者がいない	・災害対策本部の運営に従って、災害状況の把握　BCP発動 ・スタッフの安否確認 ・役場へ参集し、災害対策本部の指揮下へ配備 ・現状での重要業務の選定 ・状況が落ち着き次第利用者の安否確認 ・各自で判断できるようにアクションカード*3を作成 ・随時情報確認と交換	・情報を踏まえて、業務トリアージを行い重要業務のラインを決定 ・訪問可能なスタッフ把握 災害対策本部からの情報提供	
リソース	ヒト	・道路状況により出勤できない ・発生した事態により出勤できない（発病、隔離、怪我、死亡） ・連絡手段の寸断により安否確認が取れない ・自宅の状況の悪化につき出勤できない ・健康状態の悪化につき業務につけない	災害対策本部の統括に従う スタッフの安否確認を行う 勤務可能なスタッフの把握 ライフライン寸断の状況 道路状況の把握 道路状況により迂回路の検討 重要業務のトリアージ 休息の確保、宿泊先の確保	出勤したスタッフの食料、休養所、宿泊先の確保 出勤可能のスタッフの対応決定 勤務できないスタッフの把握 地域の状況に応じて支援する 地域包括支援センターとの協力 重要業務から再開していく ※出勤状況の記録を残す 医療の確保	
	モノ	・医療資器材の破損、汚染 ・衛生資材の破損、汚染、不足、入手困難（入手経路寸断、情報混乱等） ・ライフライン寸断による医療資材使用困難 ・入手困難が続くことで備蓄材料が品切れになる	道路状況の把握（災害） 移動手段（徒歩、自動車）の確保が難しいときは、代替の手段（自転車、バイクなど）の確保検討 生活備蓄の確認（出勤者） 使用できるPCの確認 ライフラインの確認（電源、水道等）	移動手段の確保 電源等の確保 生活備品の確保と配布 衛生資材の確認と確保 入手できない不足物品の代替の検討	
	カネ	利用者が減る（死亡、入院、隔離、避難）：収入減 記録が残っていないために請求ができない：収入減 支払いができない	対応したことは記録に残す PCの確認 出勤者の状況の記録	伝送の代替請求方法を決める	
	情報	混乱により連絡が取れない 情報の混乱により安否確認ができない ライフライン復旧遅延	災害状況の確認	災害情報の確認 紙媒体で保管してある情報の確認（カルテ） ※出勤状況の記録を残す 他の事業所の再開状況	
利用者		・訪問する利用者が死亡・入院・遠方への避難等で利用がなくなる ・新規利用者が獲得できない	利用者の安否確認 訪問の必要な利用者のトリアージ	利用者の安否確認と避難状況の確認 重症度の高い利用者からの訪問再開（医療依存度、ターミナル、内服管理、創処置等）	

＊1　「リソースリスク」とは、災害発生後リソースが損失・不足する原因
＊2　減らさない対策・対応：「防護」「備蓄・予備」／活用する対策・対応：「代替・節約」「業務トリアージ」／増やす対策・対応：「調達」「修復・回復」
＊3　「アクションカード」については、p.86 図5-1 参照

対策・対応[*2]		平時
1カ月以内	それ以降	
・発生直後から、重要業務ラインの評価と検討を行い、必要に応じて再トリアージを行う ・災害対策本部または、地域包括支援センターとの情報共有を毎日行う	・定期的な業務の評価と見直し	非常事態に備えて把握しておく事項の策定と拾い出し 災害対策本部の指示系統からの活動を把握 アクションカード[*3]、携帯カードの作成 ハザードマップの確認と訪問ルート（迂回路）の検討 　（土砂災害、河川の氾濫） 利用者台帳の整備 備品や貯蓄の在庫管理台帳の整備 平常業務のリストアップとトリアージ
適切な労務管理 スタッフの健康状態の把握と精神状態の把握（聞き取り） 勤務状況の整備 状況の改善に合わせて通常業務へ移行 ライフライン復旧までの対応	出勤できていないスタッフの状況の確認と業務ラインの見直し 人的リソースに沿った事業計画変更の確認	災害時の連絡体制の取り決め（就業中、休業中） 災害時の出勤状況の把握 担当業務のマニュアル化 災害対策本部との計画共有 潜在看護師の把握
衛生資材等、不足物品の入手経路の確保 地域の医療機関との連携、共有 移動方法の確保	地域医療機関との連携体制を構築していく 共有可能な備蓄品の洗い出し 購入物品の整理	非常時の記録用紙 通信機器の充電（PC、携帯、iPad 等） 自動車の整備や燃料管理 生活用品、食料等の備蓄（スタッフ用） 医療資器材、衛生資材、消耗品の備蓄 災害時避難用具をそろえておく 各利用者の使用材料のリストアップと準備の指導
レセプト業務（可能なラインで）	利用料請求業務（利用者） レセプト業務 購入物品の支払伝票切り 購入物品の伝票整理	平常時のキャッシュフローの把握 災害時の損害保険対応の内容確認 請求業務マニュアルの作成
災害情報の確認	災害情報の確認	紙媒体の情報の保管 ・事業所情報、職員情報、関連機関情報一覧 ・利用者台帳（情報）一覧とカルテの整備 ・災害時のクラウドの状況を確認 ・他事業所の BCP との連携
訪問サービスの提供可能枠に達する利用量が保てているか確認し、不足していれば新規の開拓をする	通常業務へ移行	災害発生時の個別避難計画を作成、指導、共有、契約書別紙とし災害時について、訪問できない場合もあることを説明しておく ・利用者ごとの使用医療機器のリストアップ ・定期的に避難動作状況の評価

るようになると考えました。

　次に、既存の紙カルテの項目を整理しました。リソースベースでの情報として見ると、個別支援計画の項目を増やして整理することが大切でしょう。併せて、利用者台帳の整備を進めています。

　また、訪問を再開する場合には道路状況も把握しておく必要があり、情報収集が重要になります。衛生材料の入手が遅れることも考えられるため、備蓄の管理と、入手経路を複数作っておくことも必要ではないでしょうか。

　そろえた情報は、定期的に更新し、見直していく必要があります。短期で更新が必要な項目と、長期で見直していく項目とを分け、担当者を決めて対応していきたいと思っています。

　災害発生後、訪問看護業務の継続ができ、併せて町民の安全と健康維持につながるような活動も考えていく必要を感じ、地域の診療所や介護事業所、町外の訪問看護ステーションとの連携も模索しているところです。

　業務継続計画サマリを作成したことで、平時から整えておくべき多くのことが見えてきましたが、「備えあれば憂いなし」といわれるように、いざという時にできるだけ早い業務再開に向けて準備していきたいと思います。

パンデミック発生時の中小規模ステーションにおけるBCP ——訪問看護ステーションはな

事業所の概要（2022年1月現在）
●開設年｜2016（平成28）年
●所在地｜静岡県伊東市
●開設（経営）主体｜営利法人／株式会社シーディエム
●職員数｜看護師7名（常勤4名・非常勤3名）、事務職1名（常勤）、その他　ケアマネジャー2名（常勤）
●利用者数｜70名/月　●訪問件数｜550〜600件/月　●在宅看取り｜25〜30件/年
●併設施設｜居宅介護事業所1カ所
●連携施設｜グループホーム2カ所
●通勤手段｜自動車10割
●訪問範囲／訪問手段｜伊東市／自動車10割
●ステーションの特徴｜「住み慣れた場所で自分らしく生きること」への支援を基本理念とし、いのち・健康を守るためにできること、その人の暮らしに沿った、最期までその人がその人らしく生きること（尊厳）を支える訪問看護の提供をめざす
●スタッフの特徴｜訪問看護は担当制ではなく、どの看護師もすべての利用者に訪問する体制。スタッフの平均年齢30〜40歳代、男性がスタッフ半数、子育て世代が半数以上
●利用者の特徴｜主な疾患等は慢性期疾患、悪性腫瘍疾患、老衰、加齢に伴う障がいなど。ターミナルケア・重症心身障がい児（者）へのケア・医療処置を必要とするケアも行う
●事業所がある地域の災害の特徴｜静岡県の東海岸に位置し、四方を海または山に囲まれ、災害発生時には主要道路が寸断されて陸の孤島となる可能性や、地震による土砂災害、津波の発生、台風などによる土砂災害、風水害などが想定される。また、万一、パンデミックが発生した場合には、当ステーションが中小規模であるため、スタッフが感染者・濃厚接触者になると、残されたスタッフでの対応が困難なことから、事業の継続に大きなダメージが生じる可能性が想定される。なお、市内の他の6ステーションも大半が中小規模のため、同様のリスクを抱えている
●事業継続上の方針｜ ・スタッフとその家族を守り、安全を確保すること ・自社の被害を最小限にとどめ、なるべく早期に復旧させること ・地域の災害医療チームの一員として貢献できるよう事業継続を目指す

　当ステーションの位置する静岡県伊東市は人口約6.7万人、高齢化率は42%を超える地域です[1]。在宅療養後方支援病院は市内に1つのみで、そこで行えない治療を受けるには山を越え、市外の病院を受診するしかありません。在宅療養が困難になった人が最期まで過ごすことのできる施設数も限られています。また、老老介護や高齢者の単身世帯、老後を過ごすために首都圏からの移住者も多く、介護が必要になっても近くに家族や身内のいない高齢世帯もみられます。このような状況、事情により、自宅での療養生活を選択するケースや、在宅看取りも多くなっています。さらにコロナ禍により、入院や施設入所をすると家族と面会できないことからも在宅看取り数は徐々に増加しています。

　往診医も少ないため、訪問看護ステーションは医療の必要な療養者を24時間体制で支える要となっています。また、在宅療養後方支援病院が1つしか

ない状況から、医療依存度の高い利用者などには、なるべく救急搬送にならないよう予防や早めの対応をしています。

当ステーションは中小規模であるものの、1カ月の平均利用者数は60人以上で、延べ600件以上の訪問を行っています。当ステーションの開設と同時期に伊東市訪問看護協議会が発足し、市内の7ステーションが定期的に集まり、顔の見える関係を構築してきました。感染症拡大に伴う事業の休止や一部中止を防ぐためには、ステーション同士の協力体制を構築しなければなりません。そこで、当ステーションでは、BCP作成に当たって近隣の他ステーションとの協力体制の構築についても盛り込みました。

1 パンデミック発生時の取り組み

1 スタッフ自身の安全確保と利用者のトリアージ

BCP作成（**表5-9**）にあたっては、リソース中心の考え方を取り入れました。当ステーションが中小規模である特徴から、訪問要員であるスタッフの欠員はすぐに医療処置を要する利用者への訪問不可に直結してしまうため、最重要業務を「医療処置を要する利用者への訪問看護業務」とし、一番のリスクとしてスタッフが感染者や濃厚接触者になって出勤不可となることを挙げました。

スタッフが1人でも欠けると、利用者への訪問看護の提供に大きな影響を与えます。そのため、パンデミック発生直後にはスタッフそれぞれに、まず最大限自分の身を守ることを指示しています。これは自然災害発生時も同じですが、まずは自分の身の安全確保を最優先にすることがその後の訪問看護継続のための最重要任務と考えます。また、感染拡大が予測された場合、利用者のトリアージを同時に行う必要があります。業務縮小の可能性が発生した場合を想定し訪問看護が必要な利用者をトリアージし、訪問可能なスタッフの総数に応じて訪問の調整を行います。

2 近隣の他ステーションとの協力体制

前項でも述べましたが、訪問看護ステーションでは、人的資源のダメージが事業の休止・中止に直接結びつきます。パンデミック発生時、それが当ステーションのスタッフに及ぼされる可能性は感染予防対策を行っていても大いにあると考えられます。しかし、失った人的資源を他ステーションとの協力体制の構築によって補填することができれば、事業の休止・中止の回避が可能となります。これは感染症に限らず、自然災害においても同様です。そして何より、この協力体制を導入することで利用者・家族の命をつなぐことができるだけでなく、伊東市の特徴の1つである在宅療養後方支援病院が1つしかないとい

う環境要因に関しても、訪問看護ステーションが機能することで重症者を病院より受け入れられるというメリットもあると思われます。

　現在、伊東市内の全7カ所の訪問看護ステーションが参加する伊東市訪問看護協議会では事業者同士が協力体制を組むこととなり、体制を整えている状況です。パンデミック発生に伴い、スタッフの感染・濃厚接触により訪問看護が提供できなくなってしまうなど、有事の際、ステーションから協議会を通じて協力要請を発信し、そのシステムを活用することができます。

　パンデミック発生により、一時休止、事業縮小をするステーションは、その旨をすみやかに協議会に発信、そこから各ステーションの管理者によって、それぞれステーションの空き状況と休止ステーションにおいて訪問が必要な利用者をどのステーションがどの程度請け負うのかをマッチングさせていきます。その後、各利用者には休止ステーションより連絡を入れ、情報共有・申し送りを行った後、各協力ステーションが訪問看護を継続させていくという流れです。

2 平時からの取り組み

　上述のように、パンデミック発生直後からの取り組みを想定すると、発生直後の対応を把握しておくことは大切ですが、さらに平時からの対応がより重要になってくることが見えてきます。つまり、予防的対応と発生時の準備です。

　たとえば、パンデミックの対応としては根本的に、事業所内での感染拡大は致命的となるため、平時よりスタッフ間や訪問先では対スタッフ同士、対利用者とは可能な限り濃厚接触をしないよう対策を行い、利用者・家族には感染対策を理由に訪問日時の変更が生じ得ることも明記して、契約時などに説明し、了承を得ています。

　また、現在、利用者・家族に対しても、有事には他のステーションの看護師が訪問する協力体制の利用を希望するかどうかについての説明と同意、さらに希望者の中から利用者の医療依存度・重症度に応じた訪問優先度の決定（トリアージ）を行い、訪問看護サービスがより必要な利用者に優先的にサービス提供を行うこと、また他ステーションに協力を要請した際の情報提供や、改めて他ステーションと契約を結ぶ必要がある旨も平時から説明しています。

　なお、有事の際、当ステーションが一時休止や事業縮小をせざるを得ない場合、利用者の約半数が他ステーションからの訪問看護提供を希望していますが、そのすべての利用者の希望に沿えるかどうか確約できないため、その中から、生命維持にかかわるような利用者に優先して訪問看護を行う旨なども、説明・承諾を得るようにしています。また、いざ訪問を継続する時のための情報共有の方法やツールの作成も進めています。

　さらに、有事における訪問看護指示書などの必要書類の発行手続きに関する

表5-9　訪問看護ステーションはなの事業継続計画サマリ

事業継続計画サマリ		リソースリスク*1	対策・対応*2		
			直後	72時間	
体制		・管理者・副管理者等指揮管理担当者が感染、濃厚接触者となる ・上記により指揮管理系統が構築できないことによる初動対応の遅れ	・対策本部発足。管理者・副管理者指揮の下で体制を調整 ・保健所の指示に応じて、訪問シフトおよび休止や一部営業停止などの判断決定 ・決定事項をスタッフに速やかに伝達・指示 ・必要に応じて伊東市訪問看護協議会への協力体制必要の有無と程度を判断 ・訪問業務のトリアージ ・スタッフ間の接触をしないような業務体制の指示（リモートでのカンファレンス、直行直帰または車乗車にて）	・情報収集→情報に応じた訪問業務の優先順位決定	
リソース	ヒト	・職員またはその家族の感染・濃厚接触の疑いによって出勤できない	・感染・濃厚接触の可能性の有無の確認・精査⇒感染・濃厚接触が確定：人員調整・確保、人員確保困難時は伊東市訪問看護協議会へ協力要請の連絡（代表者は会議に参加し、利用者の他事業所への振り分け・調整などを行う） ・保健所に連絡 ・訪問ルートの変更および利用者・家族にキャンセルの連絡 ・翌日以降の訪問業務の調整とそれに関する連絡	・稼働可能な人員に応じた通常訪問業務の実施 ・伊東市訪問看護協議会への協力要請に伴う手続きの準備、他訪問看護事業所への利用者情報の提供	
	モノ	衛生材料や物品の在庫確認・発注者が感染・濃厚接触により、（重要業務の遂行に必要な割合・量・具体的な種類）入手できない	・出勤可能な者が衛生材料・物品管理の代行 ・現在庫による継続可能な期間の予測		
	カネ	・稼働率低下に伴う収入減 ・利用者の感染による入院、死亡		・稼働率に応じた売り上げの予測	
	情報	・スタッフからの情報損失 ・事務所閉鎖による紙媒体情報の確認ができない	・連携・関連機関と情報（利用者の感染情報も含む）を共有 ・利用者や家族に訪問の中止・訪問日程や担当者の変更の連絡 ・伊東市訪問看護協議会へ協力要請（代表者は会議に参加し、利用者情報の提供・共有を行う） ・感染情報の確認	・伊東市訪問看護協議会を通して協力ステーションに情報開示 ・紙媒体「シズケア＊かけはし」（静岡県医師会主導のICTシステム。利用者や医療機関、訪問看護事業所の空き情報などを共有できる）での情報開示 ・他事業所に利用者の訪問をしてもらう際の訪問看護指示書や訪問看護計画書などの手配・提供 ・感染情報の確認	
利用者		・利用者の感染・濃厚接触による新たな感染者・濃厚接触者の増加 ・訪問稼働できないことによる療養生活継続が困難になる ・新規利用者獲得困難	・濃厚接触者の有無の確認、身体状況などを精査・確認 ・重症度・医療依存度の高い利用者への訪問が可能かどうか精査し、可能であれば訪問する ・利用者家族への感染予防策徹底と協力の要請と情報提供（指導） ・訪問中止となった利用者への療養生活継続に必要な方法など助言・指導	・主治医の指示に従い観察・処置を行う ・訪問サービスが必要な利用者への訪問サービス継続	

＊1　「リソースリスク」とは、災害発生後リソースが損失・不足する原因
＊2　減らさない対策・対応：「防護」「備蓄・予備」／活用する対策・対応：「代替・節約」「業務トリアージ」／増やす対策・対応：「調達」「修復・回復」

対策・対応*2		平時
1カ月以内	それ以降	
←――――――――→		・管理者・副管理者指示の下でBCPの作成と職員間の共有 ・伊東市訪問看護協議会会議の定期開催(顔の見える関係づくり・緊急時の協力体制の検討・地域の他機関および利用者の状況把握) ・感染予防に関するスタッフへの教育・指導 ・緊急時の対応や連絡方法などスタッフへの教育 ・緊急時のための直行直帰制度を確立
・稼働可能人数に応じた通常業務の実施 ・伊東市訪問看護協議会に協力要請し、他訪問看護事業所に依頼していた利用者の身体状況の変化などの情報提供を受け、通常訪問に切り替え		・職員の感染・濃厚接触時の連絡体制の構築・ルールづくり ・各職員・事業所内感染予防対策の実施と職員への感染予防教育 ・職員の健康管理とチェック体制の構築・実施
←――――――――→		・衛生材料や物品の定期的な在庫確認と発注(ネット通販・店頭・病院・福祉用具事業所など複数の調達ルートの確保。自治体や他事業所との連携) ・訪問用自動車のメンテナンス(定期的な検査・ガソリンの常時5割以上の補充) ・事業所内感染を予防するために職員の直行直帰制度の確立(PC・タブレット型PCの確保・インターネットに接続するための通信手段の確保)
・翌月および翌々月以降の収入を想定し、それに応じた対策の立案	・経営資源の精査と対策立案 ・必要時会計士または銀行と相談	・未収金管理(保険請求・入金の確認[入金は請求の2カ月後]、利用者負担金の請求・業務委託の請求) ・1カ月程度の事業運転資金の把握と確保 ・事業を中断した際のキャッシュフローの把握 ・損害保険の確認(人身・物損事故の損害補償) ・公的融資や助成金、補助金などの確認 ・国・自治体の制度や施策の確認 ・BCPを銀行に提出
・感染情報の確認	・感染情報の確認	・利用者への訪問や電話連絡による状況確認 ・多職種との電話・「シズケア*かけはし」 ・FAXなどを通した情報収集・共有 ・国・自治体からのメールや通知文書などによる情報収集
・稼働率に応じ既存利用者の訪問再開 ・稼働率に応じた新規利用者獲得		・利用者の紹介元(病院・地域包括支援センター、市役所[高齢者福祉課])、および知人・友人・親族の把握 ・訪問による利用者の健康管理 ・緊急時の安否確認方法の確立 ・利用者へのトリアージの実施と、緊急時にはその結果を基に訪問回数などを調整させてもらう旨の説明と同意を取得 ・利用者に生じ得る問題を想定・把握 ・利用者や家族が3日以上自立して生活できる仕組みの整備 ・感染災害時に訪問できない可能性があることの契約書での明記と説明

1章
2章
3章
4章
5章
6章

課題やさまざまな問題も浮上してくることが予測されますが、医師会や地域全体を巻き込んで解決をめざしていく予定です。このような対策を講じていくためには、やはり平時から対応することが重要になってきますし、利用者にも大きな安心感につながっていると思います。

3 BCPの作成で気づいたこと

　BCPを作成するにあたって感じたことは、いかに平時の準備をしておくかという予防的な視点で考えることの重要性です。また、リソースごとにリスクと対応を検討し、これまで見えていなかったリスクの多さにも気づかされました。特にヒトやモノなどの形のあるもの以外はほとんど想像できていませんでした。さらに、対応策の多くが平時に行っておくべきものであることもわかりました。

　BCPの作成には、これまで当たり前と思っていたものがそうではなくなるという想像力を働かせることがとても大切です。例えば、そもそも訪問業務を行えないということはどういうことなのか—利用者への直接的な影響、スタッフの欠員による影響、今後の収入への影響、周囲の連携機関への影響などを考えてみましょう。それにより、訪問看護の提供はさまざまな要素の上に成り立っており、講じるべき対策も複雑であることがわかります。対策を講じていなければ、有事発生後に行動するのは困難でしょう。初動対応は、いかに早く対応し被害を最小限に抑えるか、最小限の資源で復旧をめざすかが重要です。改めてリソースを中心としたBCPを作成し、発災後にいつ何を行うのか、また、初動対応をスムーズに実施するには平時に何を準備しておくのかが改めて明らかになりました。

＊

　当ステーションの事業継続のリスクとその対応について精査・考察してBCPを作成したことから、より綿密で実効性の高いものが出来上がったと思います。また、その過程を通してスタッフの意識づけができたと考えます。

　新型コロナウイルス感染者数の動向を見ると、やはり一人ひとりの予防策が一番重要であると感じます。当ステーションでもより確実な予防策として濃厚接触の回避を最優先としています。新たな変異株の拡大等もあり、収束には時間を要することが予測されるので、今後も感染拡大予防に努めていきます。

●引用・参考文献
1）伊東市：伊東市の高齢者人口等の推移，https://www.city.ito.shizuoka.jp/material/files/group/14

6章

BCP で考察する
実践例

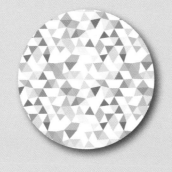

「まえがき」や 1 章で述べたように、2024（令和 6）年 4 月 1 日以降、すべての訪問看護事業所で BCP の策定と周知、定期的な研修および訓練の実施と見直しが義務づけられ、また 2013（平成 25）年の BCP ガイドラインの改定では、内閣府が BCM の普及促進について、「平常時からの取組となる BCM の必要性の明示及び関連内容の充実」や「幅広いリスク」に対応し得る「柔軟な BCP の策定」等に見直すよう示しています。

　そして、2 章で説明したように、厚生労働省の業務継続ガイドラインでは、BCP の全体像が「1. 総論」「2. 平常時の対応」「3. 緊急時の対応」「4. 他施設との連携」「5. 地域との連携」の 5 項目に分けられ、1. ～ 3. については、3 ～ 5 章の中で具体的な例を示しましたが、4. と 5. については、地域の特性や災害の種類や規模、パンデミックの状況等で異なるため、本章で事例を通して説明を加えたいと思います。

　まず本章 1 項では、複数の自然災害等の経験をもとに、PDCA サイクルを回しながら災害対策を検討してきた熊本県訪問看護ステーション連絡協議会作成の災害対策マニュアルを例に、リソースを中心とした観点で BCP と BCM について総合的に考察していきます。

　次に 2 項では、他施設・他機関とどのような連携をすることで訪問看護の事業継続にどのような良い影響をもたらすのか、平時およびパンデミック時の地域の保健医療福祉とのかかわりが事業継続とどのように関連してくるのかについて学んでいきます。

　さらに、3 項では、パンデミックにおける対策として、一事業所のリソースから、地域全体のリソースに視点を拡大させてリソースを最適に配分する仕組みを整えた事例を紹介します。大規模な自然災害やパンデミックでは、今後、拡大して検討する必要がある視点が含まれています。3 つの実践例を通して、リソースを中心とした BCP に関する学びをさらに深めていきましょう。

1 複数の危機対応を可能にした県内事業所の体制整備 ——熊本県訪問看護ステーション連絡協議会

1 熊本県の実践知に学ぶ

　　熊本県では、2016（平成28）年4月14日（木）21時26分および同月16日（土）01時25分の2度にわたり震度7を記録する地震（平成28年熊本地震）が発生し、さらに2019（平成31）年1月3日にも震度6弱の地震に見舞われ、その後も毎年のように上陸する台風や「令和2年7月豪雨」（2020年）等の風水害、COVID-19によるパンデミックも経験してきました。

　　熊本県内の訪問看護事業所では、そのような経験を踏まえ、自然災害による想定外の事象に関して、災害対策マニュアルを練り直し、その後も自然災害やパンデミックによる実際の被災体験を経て繰り返し検証しながら、より現実的で有効な対策の検討を行ってきました。

　　BCPでは、復旧の目安や程度を定めるところが災害対策とは異なりますが、訪問看護事業所において、どのような時期にどのようなリソースが不足する可能性があるのか、リソース不足に対し平時にどのような対策を講じればよいのかという視点で対策を考える部分において共通点も多くみられます。また、自然災害の種類やパンデミックによる相違と具体的な対策について検討する際にも大変参考になる実践知が盛り込まれています。

2 被災直後のリソース（ヒト・カネ・情報）不足と対策

　　熊本県訪問看護ステーション連絡協議会（以下、協議会）では、平成28年熊本地震（以下、熊本地震）の発生直後、実際に活動した結果、まず次のような3つの課題が見えてきました。

　　課題1　連絡網では各ステーションの情報把握に時間がかかる

　　課題2　災害直後に各ステーションの被災状況が把握しにくい

　　課題3　被災したステーションにタイムリーな支援がしにくい

　　そこで、これらの課題への対策として作成した「災害時対策連絡網」（**図6-1**）、「ただちに送る用紙（様式1）」（**表6-1**）、「物資や人の応援に関する用紙（様式2）」（**表6-2**）について、以下、詳しく見ていくことにしましょう。

1 「災害時対策連絡網」と２つの用紙（様式１、２）

「災害対策連絡網」（**図6-1**）の目的では、「熊本県内に災害が起きた場合に、速やかに被害状況を把握し、必要な支援（支援物資・人的支援）が十分に行き届くようにするため、災害時連絡網を整備します」とあります。

上記の課題１は、「リソース（ヒト・モノ）の把握に時間がかかる」といった初期のリソース（情報）にかかわることであり、課題２は、「リソース（ヒト・モノ）等の災害状況把握がしにくい」というリソース（情報）不足にかかわること、課題３は「リソース（ヒト・モノ）等のタイムリーな支援がしにくい」と言い換えることができます。

リソース不足こそが災害であると捉え、課題２・３のリソース（ヒト・モノ）等にかかわる情報を**図6-1**と**表6-1**（様式１），**表6-2**（様式２）で収集し、協議会がリソース（ヒト・モノ・情報）を分配する仕組みです。リソース不足が解消できない場合は、協議会で全国訪問看護事業協会や市町村役場の高齢福祉課、介護保険課等に向けて必要なリソースに関する相談を行い、協議会内のステーションに適切なリソース（ヒト・カネ・モノ・情報）を提供したり、分配したりする仕組みになっています。

具体的には、**図6-1**のブロックごとに、様式１（**表6-1**）、様式２（**表6-2**）を用いて、３日以内に情報を集約する仕組みです。この仕組みで特徴的

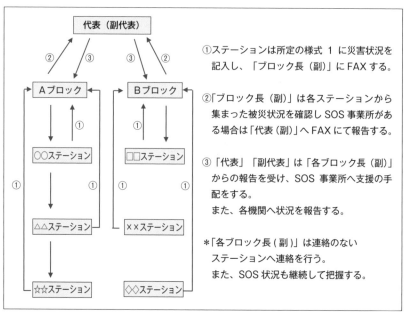

図6-1　災害時対策連絡網

[熊本県訪問看護ステーション連絡協議会：災害マニュアル対応等，災害委員会，管理者会の活動＆各ブロックの活動紹介，p.5，2019. http://www.kumamoto.med.or.jp/houkan/kanrisyakai.html]

表 6-1　ただちに送る用紙（様式 1）　　　　　　　　表 6-2　物資や人の応援に関する用紙（様式 2）

なことは、リソース（ヒト：職員ほか、モノ：施設、備品等）の不足状況と利用者や地域の状況に関する SOS を、各ステーションが自ら短時間で発信できる点です。また、災害時には、被災の程度が高ければ高いほど、被災した管理者が SOS を発信することができなくなるため、「**連絡のないステーション**にブロック長が連絡をする」ことで、最も支援が必要なステーションを見つけられるような仕掛けとなっていることも大変重要な点です。

2 「ただちに送る用紙（様式 1）」

さらに、リソース（情報）を「1 回目・2 回目・3 回目」で時期を変えて発信できる点も、BCP として重要な視点となっています。被災状況が時間の経過とともに明らかになっていったり、余震等で新たな被災が生じたりと、被災状況は刻一刻と変化していきますので、時系列でリソース（情報）を得ていく必要があります。情報を集約して対応策を検討する部署（各自治体訪問看護ステーション協議会）にとって、リソース（情報）は、適切な対応策を検討するために重要なリソースであり、各ステーションが取り急ぎ情報発信できるツー

ルや方法を事前につくっていることは大変重要です。なお、この仕組みは数回の地震や豪雨災害など被災の度に検証を行い、災害直後に取り急ぎ一報できる範囲を何度も検討し、現在の方法になりましたが、この一連の取り組みはBCMといえます。FAXによる情報伝達を行っているステーションはもちろんのこと、ICT等で情報伝達を検討していく際にも、この仕組みから学ぶことが多いと思います。

　また、協議会がこれらを動かすための具体的な対応策として、「ペアステーション」の付与と平時からの協働があります。ブロック長・副ブロック長、管理者代表・副代表らは、新規入会のステーションを含むすべての協議会管轄下のステーションを事前に把握し、シミュレーションをしておく必要があります。シミュレーションについては、5W1Hで検討しますが、なかでも「いつ行うのか」を決めておくことが重要です。そこで協議会では「年度初めに」行うことを明記しています。

❸ 「物資や人の応援に関する用紙（様式2）」

　次に、様式2（**表6-2**）でリソース不足（ヒト・モノ）への対応と地域全体にかかわる情報を収集します。熊本地震直後に、連絡網で「支援が必要な情報」を得た後に、被災事業所やブロックへの支援を十分にできなかったことを反省して作られた仕組みであり、シートです。実際に、豪雨災害で被災した際には、連絡網でSOSをキャッチし、必要なリソース（モノ）をタイムリーに把握し、災害委員と役員を中心に役割分担して全国に発信し、リソース（モノ）の確保をすることができました。

❸ 災害直後のアクション

　ところで、改めて災害直後を考えると、被災直後はショック等により、自分の頭で考えることが難しく、頭が真っ白になってしまうことが多いものです。そこで、被災直後にどのようなアクションを取るべきかを記し、持ち歩き可能な資料（アクションカード等）を用意しておくとよいことが、災害看護学の教科書等にも記されています。

　協議会の「被災直後災害時行動フローシート」（**図6-2**）では、管理者・スタッフのそれぞれの立場や被災時の居場所に応じて、具体的にどのような行動（アクション）を取ればよいのかが明記されています。このシートには、リソース（情報）のツールや使用方法、所長等の選定、役割分担などのBCPでも使用できる体制についても記されていますので、併せて参考にするとよいでしょう。さらに、リソース（ヒト：スタッフ）の安全確認、リソース（モノ：施設）の被害状況の確認、リソース（モノ：物品、物資など）の手配、リソース（情報：

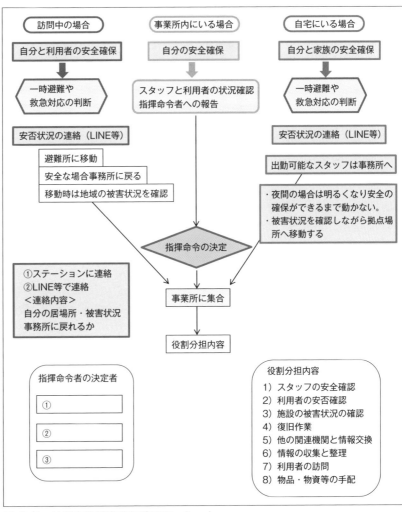

図 6-2　被災直後災害時行動フローシート
[熊本県訪問看護ステーション連絡協議会：災害マニュアル対応等，災害委員会，管理者会の活動＆各ブロックの活動紹介，p.8，2019．http://www.kumamoto.med.or.jp/houkan/kanrisyakai.html]

収集と整理、関連機関との情報交換）、顧客：利用者の安否確認と優先業務（利用者の訪問）について記されているほか、「復旧作業」についても言及されています。

4 利用者の訪問の優先度

「利用者安否確認優先度の枠組み」（**表 6-3**）を見ていきましょう。通常業務として「安否確認」を行っているわけではないため、BCP で継続すべき業務という文脈とは異なりますが、このシートには訪問看護という通常業務の継続において、訪問継続の優先度（＝重要業務）を選定する際に活用することが

表6-3 利用者安否確認優先度の枠組み

安否確認優先度A	：医療機器を使用、介護力の低い利用者	優先度高
安否確認優先度B	：A以外の医療機器使用利用者	
安否確認優先度C	：精神疾患、認知症、独居介護力の低い利用者	
安否確認優先度D	：上記に属さない利用者	優先度低

[熊本県訪問看護ステーション連絡協議会：災害マニュアル対応等，災害委員会，管理者会の活動＆各ブロックの活動紹介，p.10，2019．http://www.kumamoto.med.or.jp/houkan/kanrisyakai.html]

可能です。

　表6-3 によると、「医療機器の使用」と家族等の「介護力の低さ」が重なる利用者が、優先度の高い業務と捉えられています。筆者が過去に調査した避難所における要配慮者トリアージの研究でも、これらの視点がそのポイントとなっており、リソース中心のBCPで重要業務の選定をする際の参考になるのではないでしょうか。

5 リソース（カネ）と対応

　さて、ここまでは、BCPに必要な組織の体制やリソースのうちヒトやモノを中心に捉えながら参考になる情報を解説してきましたが、リソース（カネ）についても、実際に何が起きてどのように対応したのか説明したいと思います。

　通常、大規模な自然災害が発生すると、地域の小中学校等が避難所となり、体育館等が主に使用されます。そして、災害救助法のもと、市町村保健師や日赤救護班、看護協会の災害支援ナース等の内外からの支援により、避難所の医療・看護体制が整備されていきます。これらは、地域住民の健康管理のために重要な仕組みですが、熊本地震では、訪問看護ステーションのリソース（カネ：業務継続による収入）で問題が起きました。避難所生活をするにあたり、医療・看護の支援が入った避難所において、訪問看護の継続の視点は組み込まれていなかったのです。そのため、利用者の特性に応じた医療・看護の継続ができなくなっただけでなく、訪問看護事業所は事業継続における危機的な状態となりました。

　では、災害時は避難所に訪問してはいけないのでしょうか？　答えはNOです。国が甚大災害と指定した自然災害では、避難所は「居宅」と認められ、保険適用となります。協議会では、早急にこれらの情報を全国訪問看護事業協会等で確認し、協議会に所属するステーションに情報共有しました。ところが、2016年当時の熊本地震で避難所への訪問を実施できたステーションは少な

かったといいます。理由は、避難所運営にあたっている人々や医療・看護の支援団体が、訪問看護の継続の意味や避難所への訪問の可否を理解できていなかったためです。こうして、事業継続のためのリソース（カネ：業務継続による収入）の安定的な確保のためにも、長期的な地域医療継続のためにも、被災直後の情報の共有と平時の多機関における正しい情報の共有が必要であることが明らかになりました。

　このほか、リソース（カネ）に関して、発災1～2カ月後から、地震保険、災害時の申請、義援金の分配等への対応が必要となることがわかっています。熊本地震発災当時、地震保険等に加入していたステーションではリソース（モノ：施設、施設内の物品等）に対し補償がされましたので、開設当初から保険を検討しておくことも大切です。ただし、地震保険や国による支援も、リソース（情報）によってどのような補償や支援の内容があるのかも把握できます。リソース（カネ）等を得るには、情報と申請にかかわるリソース（ヒト）が必要になることを理解しておく必要があります。

　なお、協議会として、熊本地震では全国訪問看護事業協会からの義援金を各ステーションなどに、また豪雨災害では協議会代表が全国訪問看護事業協会に要請して得た義援金を配布することができました。これらは、協議会のBCPを作成する際には、時系列でのリソース（カネ）不足でとるべき対策の参考になると思います。本書の中でも、対策の種類を示していますが、この対策は、調達（増やす対策・対応）です。リソース（カネ）不足への対応としては、地震保険等の加入（代替：活用する対策・対応）や平時からの貯金（備蓄：減らさない対策・対応）について検討してください。

6　多機関との連携によるリソースの充足

　協議会では、平時に実習を受け入れている大学の看護学部と協働して、地震災害で学生の片付けボランティアによってリソース（ヒト）不足に対応しました。豪雨災害では、COVID-19の渦中だったことから看護学実習が中止となり、新たなリソース（ヒト）の充足に尽力しました。

　また、熊本地震で避難所に物資が潤沢に届いても、在宅療養者（避難者）への分配は難しいことが判明した際には、市の保健師と協働し、在宅療養者（避難者）に訪問看護師がリソース（モノ）を届ける仕組みをつくりました。このように、協議会では、法制度や全国レベルでの対策を全国訪問看護事業協会等に相談し、地域や市町村にかかわる対策は、看護協会や医師会と連携したり、市町村役場の高齢福祉課や介護保険課に相談したりしてきました。多機関と連携することで調達（増やす対策・対応）や代替（活用する対策・対応）をしてリソースの充足をはかってきたのです。

7 リソース（ヒト）の中長期リスクと対応

　協議会管理者会のスローガン（方針）に、「頼れる、繋がる、支え合う」があります。熊本では実際に、「会えなくても繋がり相談できると安心する」「話を聞いてもらえるだけで気持ちが落ち着く」という経験をもとに、電話などで安否を確認し合い、リソース（ヒト・モノ）の依頼や応援を頼める関係づくりを平時から行っています。また、熊本地震から1カ月後、協議会ではリソース（モノ）の分配で管理者が集まった際に、管理者自身が抱えている気持ちを吐露し合う機会を設けるなど、管理者の心のケアにかかわる取り組みもしています。

　リソース（ヒト）では、1カ月以降に心身の疲労で業務継続ができなくなるなどの問題が出始めますので、このように当時は、中長期で起こりうるリスクを事前に把握できなかったとしても、都度、対応できる関係性を構築できていたことは大変意義深いです。BCP作成の際には中長期のリスクを想定するとともに、他のステーションや多職種と助け合える関係性を平時から構築しておくことをおすすめします。

8 ペアステーションの活用

　リソース（ヒト・カネ・モノ・情報）の不足への対策では、各ステーションでの対策だけでは限界があることがわかっており、協議会の活動や各ステーションが協議会と協働する意義は高いです。前述しましたが、ブロック内でのペアステーションも大変参考になる仕組みです。災害時に安否を確認し、初動支援をするといったリソース（ヒト）にかかわったり、人工呼吸器使用、難病、小児のケア等で、リソース（ヒト・モノ）をシェアし合う仕組みは、自然災害だけでなく、COVID-19でも活用することができます。これらの知見も、協議会のBCPの作成や見直しに役立つのではないかと思います。

9 「6つの備え」とBCP・BCMとの関連

　では改めて、平時の今すべきことは何でしょうか？　協議会では、「6つの備え」を明記しています。BCP・BCMの視点で言い換えると、①リソース（ヒト：スタッフ、モノ：施設・備品）にかかわる備えと教育・訓練、②利用者への教育・訓練、③多機関（近隣ステーションとの協働、ボランティア活用、サービス事業者や業者とのネットワークほか）との連携、④体制（協議会としての支援体制）の構築と見直しなどです（**表6-4**）。

表 6-4 「6 つの備え」と BCP・BCM との関連

1. 施設・備品の備え…①リソースにかかわる教育・訓練
2. 職員教育と訓練…①リソースにかかわる教育・訓練
3. 利用者への指導と訓練…②利用者への教育・訓練
4. ボランティア活用と近隣ステーションとの共同体制…③多機関連携
5. サービス事業者や業者との情報ネットワーク…③多機関連携
6. 団体としての支援体制…④体制の構築・見直し

1 リソースにかかわる教育・訓練

　協議会では、リソース（モノ）を災害の種類に応じて、地域の物理的状況を踏まえ、分散して準備しています。優先業務（優先度の高い利用者への訪問看護）に必要なリソース（モノ：車・ガソリン、IT 物品）については、常にガソリンが半分以下にならないように注意したり、点検の頻度を明確にしたりして対応しています。リソース（ヒト：スタッフ）に対しては、災害時の連絡方法や役割分担を明確にするほか、日々の業務の一環という意識づけを行っています。

2 利用者への教育・訓練

　利用者には自助・互助ができるように、安心カードを作成したり、自身や家族でケアできるよう手順書を作成したりして、教育・訓練をしています。熊本県は台風被害が多い地域であり、台風の当日に訪問できないことは契約時から共有していましたが、改めて契約書や同意書で確認するようにしています。これらの利用者・家族への教育・訓練により、COVID-19 に伴う代行訪問もスムーズに行うことができました。

3 多機関連携

　リソースを中心とした BCP では、「リソースが不足した状態」を災害と捉えます。つまり、リソース不足を解消することによって災害の状態ではなくなると捉えます。そのため、①どのようなリソース不足が災害直後や時系列で起こり、どのように対応するのかを教育・訓練し、②リソース不足では継続したサービス提供が厳しくなることを想定し、利用者自身の自助と助力を高める備えをした後、それでもリソース不足が解消できない事象について多機関との連携により対応します。

　協議会では、災害直後の事務所の片づけ、情報の整理にボランティアを活用しましたが、その際、実習を受け入れていた大学の看護学部や地域包括支援センターと連携しました。地域包括支援センターとの協働により、サービスが導入されていない要支援者でも自宅に戻って平時の生活を可能にする支援をしま

した。これらも平時からかかわりをもつことで災害時に関係が生かされた好例です。また、平時からサービス事業者などとの情報ネットワークを大切にした上で、特に居宅介護支援事業所や訪問介護事業所等との災害時の連絡について事前に確認し合うことが大切です。利用者の安否確認優先度では、「医療機器の使用」と「介護力」がポイントとなっており、「介護力」については、家族の介護力だけでなく、サービス事業者の存在も大きく関与するからです。

4 体制の構築・見直し

協議会が団体として、災害時の被害状況把握ができるような仕組みづくりと、仕組みや制度に関する正しい情報発信を可能とする体制づくりを心がけ、協議会の方針や起こりうる自然災害の種類や地域の物理的環境を踏まえた体制を目指しています。自然災害やパンデミックの経験をもとに、PDCA サイクルを回し、ペアステーション制度をつくり、活用の範囲を変化させるなど、その都度体制を評価・修正し、教育や訓練を重ね平時から活用できるような工夫をしました。このような一連の取り組みが BCM です。これは個々のステーションの視点としても参考になると思います。

外部リソースの調達を可能にした他機関との連携 ——新宿区内訪問看護ステーション連絡会

本項では、平時から構築していた訪問看護事業所間のネットワークを基盤に、各事業所が事業を継続しながら補完できる体制を整え、行政の事業を受託した事例を紹介します。

1 ネットワーク組織としての活動

新宿区内の訪問看護事業所では「新宿区訪問看護ステーション連絡会」(以下、連絡会)というネットワークを組織しています。定例の会議で情報交換し、ホームページを作成して利用者に各事業所の場所や空き情報を提供するなどの活動を行っています[1]。連絡会の定例会議の事務局は区役所の在宅医療連携の部署の担当者が担っており、毎回、区の方針や動きについて案内する時間もあります。

各事業所では、COVID-19が流行し始めた当初からさまざまな状況について定例会議等で情報交換していたため、療養者やスタッフが陽性になった場合(ヒトの不足)にも対応可能な近隣の事業所で補う体制を早期に構築することができました。また陽性者や濃厚接触者に対応する訪問看護ステーションのモノの不足に備えては、連絡会で感染防護策の物品を共同購入し、区内3圏域(西・中央・東)の基幹となる3ステーションに備蓄しておけるようにしました。

その後、医療体制が逼迫して重症化リスクのある陽性者が自宅療養を余儀なくされた時期には、在宅療養者に往診している医師からの声掛けに応じて、保健所や区の医師会に所属する医師と協力し、訪問看護師が自宅療養者への健康観察のための電話対応や訪問など、地域医療の対応強化の一部を担いました(**図6-3**)[2,3]。

保健所から電話による健康観察を行っていた自宅療養者の中で、自覚症状を聞き取ることが難しい事例について依頼を受けて訪ねたところ、SpO_2 が80%台後半まで下がっていたため、医師の往診と携帯用酸素ボンベを手配し、急遽、保健所が入院調整を行い、翌日には入院治療を受けるに至り、事なきを得た事例もありました。

2 平時から構築する仕組みづくりの重要性

この仕組みづくりに際しては、連絡会事務局が各事業所に協力の可否を確認

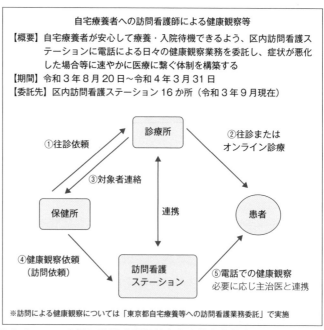

図 6-3　コロナ禍に訪問看護師が自宅療養者を健康観察する仕組み
[新宿区健康部健康政策課作成資料]

したほか、運用面でも新宿区や東京都からの委託費を得て協力する体制を整え、電話による健康観察は輪番制に、訪問対応は陽性者と同じ圏域のステーションに振り分けました。

3 BCP の視点によるまとめ

　このパンデミックへの対応では、連絡会を通して平時から情報交換できる関係性が各事業所のヒトとモノの調達に役立っています。また医療機関が逼迫した状況で、訪問看護師が自宅療養している陽性者の命を守る仕組みの一端を担い、地域医療を強化することに貢献していることは大変価値があります。自然災害ではなく感染症のパンデミックの対応例ですが、平時から事業所間のネットワークを構築していたことが区内の訪問看護事業所にも地域住民にもよい形で還元された好例ではないでしょうか。

●引用文献
1）新宿区訪問看護ステーション連絡会：ステーション利用空き情報.
　　http://www.shinjyuku-houmonkango.com/
2）新宿区：定例記者会見（令和3年第3回区議会定例会）区長説明要旨，2021.
　　http://www.city.shinjuku.lg.jp/kucho/message/20210910.html
3）新宿区：参考資料1（新宿区の新型コロナウイルス感染症対策）「自宅療養者等への対応の強化」，2021. 定例記者会見（令和3年第3回区議会定例会）区長説明要旨.
　　http://www.city.shinjuku.lg.jp/content/000319416.pdf

地域リソースの最適な配分のための地域との協働 ——平塚市医師会訪問看護ステーション

本項では急な健康危機状態に対応するために、県（行政）が示したモデル「神奈川モデル」をもとに、医師会立の訪問看護事業所が市内における連携体制を構築して「平塚市バージョン」を展開した事例を紹介します。全体像を理解するために、パンデミック発生時にさかのぼって解説します。

1 神奈川モデルの概要

神奈川県では、日本における新型コロナウイルス対応の先駆けとなったクルーズ船ダイヤモンド・プリンセス号の感染患者の医療対応に当たり[1]、陽性者を収容する病床を確保した経験をもつ医師をはじめ、県の危機管理担当顧問がいち早く患者の爆発的な急増と医療崩壊のリスクを認識し、厚生労働省、医師会と連携して医療提供体制の安定化を図る「神奈川モデル」を2020（令和2）年3月25日に県の臨時記者会見で提示しました（**図6-4**）[2]。

このモデルは、県の調整本部が、陽性者の重症度に合わせ、無症状または軽症の人は自宅や宿泊施設、中等症者を重点医療機関に指定された病院、重症者は救命救急センターなどの高度医療機関に振り分け、搬送調整等を行うことで、

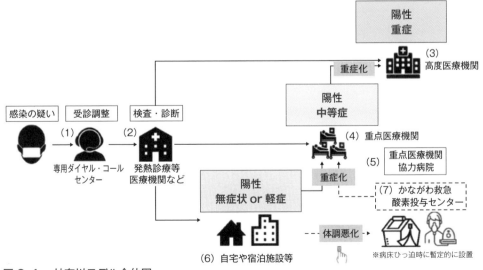

図6-4 神奈川モデル全体図
［神奈川県ホームページ：新型コロナウイルス感染症対策の医療提供体制「神奈川モデル」, 2021.
https://www.pref.kanagawa.jp/docs/ga4/covid19/ms/index.html］

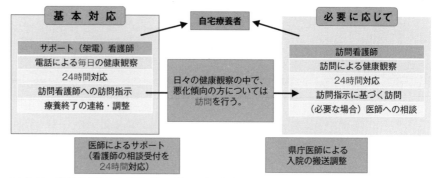

電話による健康観察を基本とし、悪化傾向の方を早めに見つけるための訪問を計画的に行う

図 6-5 「地域療養」の神奈川モデルのしくみ

［厚生労働省：コロナ自宅療養者への医療提供に関する講演会 第 3 回（令和 3 年 11 月 1 日開催）資料 4. 真間あけみ：コロナ自宅療養者の健康観察 地域療養かながわモデル「平塚市」, 2021. https://www.mhlw.go.jp/content/10900000/000851697.pdf］

陽性者に対応できる病床を確保し医療崩壊を防ぐための仕組みです。陽性者を 3 つのカテゴリーに分けて医療提供体制を整えるこの仕組みは、後に全国に波及し、定着していきます。

　新型コロナウイルス感染症の第 3 波の中で年が明けて、2 回目の緊急事態宣言が明けた直後の 2021（令和 3）年 3 月 22 日に神奈川県と藤沢市は「地域療養」の神奈川モデルを公表します。これは、神奈川県と保健所設置市が地域の医師会に委託し、自宅療養者のうち重症リスクあるいは悪化が疑われる陽性者に、早期に医療介入するため、地域の看護師が毎日電話による健康観察を行い、必要に応じて自宅に訪問して対面により症状を確認することと、24 時間電話相談窓口を運営するというものです（**図 6-5**）[3]。医師会の医師（地域の開業医）は、看護師からの相談を受けてオンライン診療を行い、入院が必要と判断した場合には入院調整を行うなど効果的に療養サポートを行います。この「地域療養」の神奈川モデルは、2021（令和 3）年 3 月に藤沢市で開始され、同年 12 月までに神奈川県内 33 市町村すべてに導入されました。

2 平塚市医師会訪問看護ステーションが神奈川モデルを導入するまでの経緯と体制整備

　平塚市は相模湾に面した湘南地域に位置する人口 26 万人弱の市です。2021 年 7 月、「地域療養」の神奈川モデルは県内で 4 番目に運用が開始されました。平塚市医師会訪問看護ステーションは、常勤換算看護師 7.1 人、事務員 1 人の事業所です。

　最初、ステーション所長に平塚市医師会会長から「平塚市における自宅療養者の健康管理は医師会がやらなくてはならない。訪問看護事業が赤字になることも覚悟で頼む」と事業開始の相談が 3 月に入り、体制整備に着手しました。

表6-5 「地域療養」の神奈川モデル運営事業（平塚市運用）開始に向けた説明会の概要

【対象】市内の訪問看護事業所全25か所
1. 神奈川モデルの説明：神奈川県医療危機対策本部室担当者
2. 平塚市医師会として役割遂行と協力依頼：平塚市医師会会長
3. 神奈川県からの協力依頼：神奈川平塚保健福祉事務所（＝保健所）
4. 訪問看護ステーションの担う役割、コロナ保険、報酬等の説明：平塚市医師会訪問看護ステーション
5. 質疑応答
＊全事業所に電話で〔開催前〕参加依頼、〔開催後〕協力依頼

[厚生労働省：コロナ自宅療養者への医療提供に関する講演会 第3回 資料4, 2021. をもとに作成]

スタートの時点で「リソース（カネ）」については気にしなくてよいという"お墨付き"が示されたことになります。最初は、看護師2人が「できる範囲の対応」を前提として、担当利用者のスタッフ変更、ALS等の難病療養者をほかの事業所に変更、新規利用者の受け入れを極力抑えることから始めました。しかし無休で24時間対応するには2人だけでは無理があります。利用者を減らすことにも限界があるので、理事会に相談の上、40歳以下の看護師を募集しましたが応募はありませんでした。

そこで、「地域療養」の神奈川モデルを詳しく理解するため、県内で最初に事業を開始した藤沢市を担当する広域事業所の管理者から、①訪問看護師の感染対策の方法、②夜間対応の件数、③保健所との連携方法、④神奈川県本部のサポート状況などについて具体的な情報を得ました。さらに鎌倉市医師会では、広域事業所ではなく地元の訪問看護ステーションとチームを組んで取り組んでいたことがわかりました。

これらを参考にしつつ、医師会の神奈川モデル担当理事、保健所の担当者との意見交換を重ね、県の担当者から資料提供と説明を受けて、平塚市で実現可能な方法を模索し、市内の訪問看護ステーションの参加協力が必要であるという判断に至りました。

しかし、当ステーションは医師会立ではあっても医師会とは希薄ともいえる関係性、地域ステーション会議はあっても事業所相互の積極的なつながりはなく、顔が見える関係性とは言い難い薬剤師会、直接かかわる機会がなかった保健所、一ステーションとしては遠い存在だと感じていた神奈川県など、地域連携の基盤が脆弱ではないかと不安でした。それでも地域療養の神奈川モデルを構築するためには、市内事業所の協力、特に「リソース（ヒト）」に関する協力が不可欠だったため、開始に向けて協力依頼の説明会を5月18日に開催しました（**表6-5**）[3]。開催前にはすべての事業所に電話をかけて参加をお願いし、終了後には事業への協力をお願いしました。事前には参加困難と聞いていた事業所も時間調整して参加するなど、関心が高いことがうかがえました。

13 事業所が協力可能となり、最終的には医師会訪問看護ステーションを含め 10 事業所で対応することが決まりました。事務担当は事業開始後の雇用となるため、準備時期には県の担当者の協力の下、保険加入、「リソース（モノ）」として携帯電話 16 台とタブレット端末 10 台のレンタル契約なども行い準備を整えました。

3 「地域療養」の神奈川モデル──平塚市の実際

保健所がリストアップした自宅療養者に、架電担当看護師は毎日電話で健康観察し、悪化傾向の療養者を発見したら訪問担当看護師に連絡します。訪問担当看護師は、呼吸状態、血色、衰弱状態等を観察・確認して医師会の輪番医に報告し、入院などの必要性の判断を仰ぎます。医師は訪問看護師からの報告を受け、薬の処方、酸素療法導入の判断、療養終了の可否判断をするほか、状況に応じてオンライン診療を行います。入院が必要と判断された場合は、輪番医から県庁医師に入院や搬送の調整を依頼します。看護師、輪番医、県庁医師は 24 時間対応の体制です。事業が開始された 2021（令和 3）年 7 月 6 日から 2022 年 4 月 10 日までの 279 日間で対象者は延べ 4620 人、看護師が訪問したのは 96 件、オンライン診療を行ったのは 360 件、宿泊療養施設への移行は 10 件、入院搬送は 78 件でした [3]。

4 実施体制のマネジメント

きちんと準備して対応し始めたとしても、動き始めてみると運用面の課題が出てくるだけでなく、よりよい運用方法が見えてくることはよくあります。パンデミックのように刻々と状況が変化する場合は、国や県の方針が修正・変更されることも珍しいことではありません。管理者は、実践しながら体制や方法を改良する試みは日常的に繰り返していると思います。この管理の視点と対応が BCM であり、持続可能な運用につながります。

1 行政の方針転換の理解と対応

第 5 波の感染拡大では、陽性者の急増に伴い、それまでの基準では医療機関の病床確保と入院医療の提供も困難になり、神奈川県は「災害時の対応で第 5 波に臨む」必要性と、Preventable Death（予防できる死）を回避することに特化した転換方針を明示しました。これまで入院不要な軽症者の健康観察による悪化徴候の早期発見、早期対応を主としていたのですが、入院できない自宅療養者の命を守るための健康観察に変更されたのです。

平塚市でも事業開始当初は 1 日 5 人だった対象者が 2021 年 8 月には 73

表 6-6　役割分担の実際

分担	時間	その他の役割
A. 架電担当	24 時間	神奈川県との連絡調整
B. 架電担当	9 時～18 時	役割を固定し 9 事業所が曜日を決めて担当
C. 訪問看護担当	24 時間	
D. 訪問看護担当	24 時間	

[厚生労働省：コロナ自宅療養者への医療提供に関する講演会 第 3 回 資料 4, 2021. https://www.mhlw.go.jp/content/10900000/000851697.pdf をもとに作成]

人になり、マンパワー不足でスタッフは水分補給やトイレ休憩もままならないほどの状況でした。この方針転換に伴い、ステロイドを含む処方や酸素濃縮器の自宅配達など提供される医療内容が変化し、健康観察で電話をかけるのは、よりリスクが高い対象者に限定されることになりました。重い酸素濃縮器を業者が配送できる体制が整うまでの期間、訪問看護師 2 人で集合住宅の外階段で遅い時間に搬入する役割も担いました。訪問では在宅酸素療法の指導を目的とする事例が増えました。

2 業務と役割分担の可視化

開始当初は、スタッフの感染リスクと通常業務への影響を抑えるために架電担当と訪問担当は輪番制にしようと考えていました。しかし自宅対応マニュアルが詳細であったことと、クラウド型カルテを閲覧して療養者情報を確認するのに相当の時間を要することから、1 人のスタッフが架電と訪問の両方を担当するには負担が大きすぎると判断し、役割を固定して分担することにしました（**表 6-6**）[3]。

この事業にはステーション管理者 10 人とスタッフ 24 人が参加しています。まず各ステーションが協力できる曜日リストをもとに曜日担当ステーションを決定し、A は医師会訪問看護ステーション、B・C・D を 9 ステーションが交替で担いシフト表を作成しました。

3 人員の調整

輪番医は通常の診療業務を行いながら兼任しています。2021 年 7～8 月は 4 人で対応していましたが、第 5 波で対応しきれなくなり、9 月から 9 人体制に増員することとなりました。

4 意見交換

定期的な意見交換は貴重なコミュニケーションの場にもなります。神奈川県担当職員がホストとなり、保健所（7 人）、平塚市医師会輪番担当医師（9 人）、訪問看護ステーション 10 カ所（34 人）のうち希望者が参加するリモートミー

ティングを月1回は行っています。内容は、主に神奈川県からの報告と業務運営に関する検討で、18時半から1~2時間程度行います。7月は毎週、8~9月は2週間ごと、10月は月1回という頻度で、状況に合わせて変えています。特に多忙な保健所との連絡や情報交換は、この会議を活用しています。

ほかにも看護師と医師はメールやLINEグループで情報交換やコミュニケーションをはかっており、今では神奈川県の担当者といつでも細やかに連絡をとれる関係になりました。

5 BCPの視点によるまとめ

平時は訪問看護事業所同士の連携はそれほど強くなかったとしても、いわばトップダウンで示された地域療養体制の構築を訪問看護事業所が引き受け、医師・薬剤師・保健師・看護師等が協働することで、それぞれの専門性を発揮して互いの信頼感を育み、自宅療養の死亡者を1人も出すことなく、今後も連携しやすい関係を築くことができたという意味で、好事例といえます。実際に動き始めると、BCMの中でも細やかに調整しているのは体制整備とヒトに関する対応のようです。

特にパンデミックでは、初期に消毒薬など感染防御に必要なモノが高騰し、入手困難になる傾向があります。その時期を過ぎ、情報通信機器など業務に必要なモノを揃えれば、その後は必要な衛生材料などの消耗品を通常業務と同様に確保し、管理することが多いと思われます。そして、指定感染症となり国全体で危機対応をするようなパンデミックに際しては、国や県が補正予算を組んで必要なカネについては確保しやすくなる傾向があります。

通常業務を継続するために必要な補助金に関する情報を随時入手することはもとより、地域住民の命を守るために必要な新しい仕組み（関係機関ネットワークの構築、ルーティン業務以外の危機管理対応）を実現するために必要なヒトとモノと体制の青写真を描き、必要経費を算出して保健所や行政組織の危機管理担当部署に交渉的にかかわるような"攻めの姿勢"が歓迎されるかもしれません。なぜなら、国や都道府県で危機管理を担当する機関も医療現場と同様、逼迫するからです。

それぞれの専門性を発揮して危機に対応する方策は、通常業務を超えた「これまで以上」の仕事ですので、当然のことながらリスクや負担が懸念されますが、協働により「これまで以上」に地域連携の基盤が整うメリットがあることも見失わずにいたいものです。

●引用・参考文献
1）山岡淳一郎：コロナ戦記　医療現場と政治の700日，岩波書店，p35-52，2021.

2) 神奈川県健康医療局医療危機対策本部室：新型コロナウイルス感染症対策の医療提供体制「神奈川モデル」, 2021.
https://www.pref.kanagawa.jp/docs/ga4/covid19/ms/index.html

3) 真間あけみ：資料 4. コロナ自宅療養者の健康観察 地域療養かながわモデル「平塚市」. コロナ自宅療養者への医療提供に関する講演会第 3 回（令和 3 年 11 月 1 日開催）, 2021.
https://www.mhlw.go.jp/content/10900000/000851697.pdf

・神奈川県健康医療局医療危機対策本部室：地域療養の神奈川モデル. 2022.
https://www.pref.kanagawa.jp/docs/ga4/covid19/facilities/model.html#hiratuka

・神奈川県健康医療局医療危機対策本部室：令和 3 年度第 4 回神奈川県感染症対策協議会次第. 資料 3 災害時の対応で第 5 波に臨む. 令和 3 年 8 月 13 日, 2021.
https://www.pref.kanagawa.jp/documents/26356/0813_shiryou-shin.pdf

・神奈川県政策局知事室：新型コロナウイルス感染症の拡大を見据えた現場起点の医療体制「神奈川モデル」について. 臨時記者会見（2020 年 3 月 25 日）結果概要.
https://www.pref.kanagawa.jp/chiji/press-conference/2019/0325.html

・厚生労働省：第 3 回講演会 コロナ自宅療養者への医療提供体制〜訪問看護の視点から〜, 2021.（令和 3 年 11 月 1 日開催）動画.
https://www.youtube.com/watch?v=Ivu45ww_G5U

4

おわりに

　本章1項では、大規模自然災害によりどのようなリソース不足が生じ、どのような取り組みによってリソース不足に対処し、それらを解消してきたのかという実践例の具体から、BCPやBCMで活用可能な看護管理の知識を学んできました。

　続く2項は、平時から構築していた地域ネットワークを通して、行政や医師会と連携することで、パンデミックによる「ヒト」や衛生材料等「モノ」のリソース不足に対し、主に調達という対応をとることで、パンデミックによる継続看護の危機を乗り越えた事例でした。他職種と連携することは、外部からのリソースを調達できる仕組みであり、この仕組みを事前につくっていた点が参考になると思います。

　そして3項では、BCP策定について、まず自事業所を中心に行っていきますが、大規模自然災害やパンデミックでは、一事業所の視点にとどまらず、地域全体で対応する必要性が生じます。その際、地域のリソースといった視点に切り替えて、リソースを配分し直す必要があります。一事業所と地域全体という違いはあれ、リソースという視点では共通点があります。地域医療を守ることで、一事業所のスタッフやその家族というリソース（ヒト）を減らさない対応や、療養者が在宅療養を継続できたことで顧客を失わずリソース（カネ）を減らさない対応に繋がった事例とも言えます。

　訪問看護事業所は主に「地域で（個人や家族を）」看護する活動であるとすれば、保健所や行政組織の保健師は「地域を（集団を）」看護する活動を主としています。平時は、それぞれの活動にあまり接点がないように感じているかもしれませんが、ネットワークの基盤になるような団体や定例会議がない場合でも、個別事例で連携する機会や在宅医療の推進に関する会議などの機会に名刺交換するだけでも、有事には心強いつながりになるはずです。

　日本地域看護学会は、2019（令和元）年に「地域看護学」を看護職に共通して求められる知識や能力を培う基盤となる学問として位置づけ、以下のように再定義しています[1]。

・地域看護学は、人々の生活の質の向上とそれを支える**健康で安全な地域社会の構築に寄与する**ことを探求する学問である。

・地域看護は、人々の健康と安全を支援することによって、人々の生活の継続性を保障し、生活の質の向上に寄与することを目的とする。

・地域看護学は、多様な場で生活する、様々な健康レベルにある人々を対象とし、その生活を継続的・包括的にとらえ、**人々やコミュニティと協働しながら効果的な看護を探究する**実践科学である.

在宅療養者を支援するために、健康で安全な地域社会を構築することや、関係機関と協働しながら効果的な看護を探求することは、すべての看護職に求められる役割です。BCP の作成をきっかけに、普段、活動している地域をより健康で安全なものにするための観点を今後の看護活動に付加してください。地域への活動は、自施設の事業継続にもつながります。

＊

自施設で起こり得るリソース不足を時系列で想定し対策を検討したのち、平時からの地域連携や行政との連携、訪問看護ステーション協議会内の取り組み等を見直し、改めて自施設の体制を見直す等、BCM を行いながらより適切な BCP を作成していくことが大切です。BCP を作成し活用することで、自身とスタッフ、施設や地域を災害やパンデミックによるリソース不足が解消し、利用者・家族への安定した医療・看護の継続に繋がります。地域のリソースにも注目し、それらを活用するだけでなく、リソースを地域に創出することで、訪問看護事業所がよりよい地域づくりに貢献することもできます。まずは本書で述べてきたリソースを中心とした BCP 作成の Step 1 から取り組み、自施設の事業や業務の継続計画立案・マネジメントを一歩一歩着実に進めていきましょう。

●引用・参考文献

1) 日本地域看護学会：地域看護学の再定義, 2019. http://jachn.umin.jp/ckango_saiteigi.html
・ 日本看護協会：先進事例から学ぶ訪問看護ステーションの拠点化─多世代・多機能に対応したサービス提供と地域の訪問看護サービス等の連携拠点として─, 2020. 令和元年度厚生労働省委託事業：訪問看護ステーションの拠点化に関する調査事業.
https://www.nurse.or.jp/home/publication/pdf/report/2020/homonkango_st_case.pdf

さくいん

リソース中心に考える！ つくれる！ 使える！
訪問看護事業所の BCP（事業継続計画）

2022年 6月10日 第1版第1刷発行 〈検印省略〉

編　　　集▪訪問看護 BCP 研究会
発　　　行▪株式会社 日本看護協会出版会
　　　　　　〒150-0001 東京都渋谷区神宮前 5-8-2　日本看護協会ビル 4 階
　　　　　　〈注文・問合せ／書店窓口〉TEL/0436-23-3271　FAX/0436-23-3272
　　　　　　〈編集〉TEL/03-5319-7171
　　　　　　https://www.jnapc.co.jp
装　　　丁▪臼井新太郎
本文デザイン/印刷▪壮光舎印刷株式会社

© 2022　Printed in Japan　ISBN 978-4-8180-2418-2

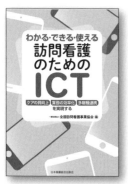
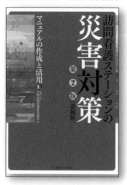
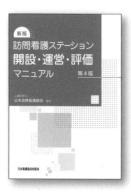
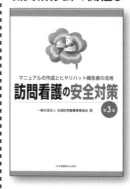
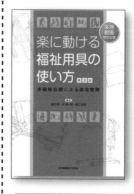
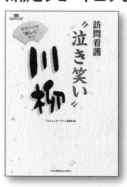